JN195319

障害者の「安楽殺」と優生思想

強制断種・不妊

強制不妊手術
国家賠償請求訴訟と
津久井やまゆり園事件

清水貞夫 著
Sadao Shimizu

クリエイツかもがわ
CREATES KAMOGAWA

はじめに

2018年1月30日に、旧優生保護法の下で優生不妊手術した被害者が訴訟を起こした。旧優生保護法は、ドイツ・ナチの影響下で1940年に制定された「国民優生法」の優生思想を強化して1948年に制定された法律である。同法は、1996年まで続き、その間、多くの障害者の優生断種／優生不妊手術を推進した根拠法であった。1月30日の訴訟は、旧優生保護法の違憲性と被害者救済を求める国家賠償訴訟である。

この訴訟以前から、旧優生保護法下の被害者救済を求める運動はあったが、訴訟後、被害者当事者が実名や仮名で各地の裁判所に直接訴えるとともに、新聞各社が旧優生保護法の施行状況に関する情報開示を各地でもとめ、全国的に障害者の強制不妊手術の実態が明らかになってきている。

本書第1部は、この旧優生保護法下の優生思想の基づく優生不妊手術問題に関係する論考を収録した。その際、各都道府県で開示された資料に目を通すことは不可能なので、新聞報道にたよって執筆した。第1章では、旧優生保護法の輪郭と優生不妊問題の問題を鳥瞰したつもりである。第2章は、優生不妊問題の中で、特に障害当事者の保護者の声と、優生不妊手術問題において中心な役割を担った医師たちの発言を取り上げた。第3章の「愛の10万人（県民）運動」は、宮城県という一地方で官民一体となって展開した運動である。それは、優生思想の普及を「趣意書」に明記した運動であった。同運動は、障害児施設の焼失を契機に寄付で施設の再建をしようとしたものであり、優生思想と社会福祉との親和性を示す格好の事例であろう。宮城県では「愛の10万人（県民）運動」に支えられながら、優生不妊手術が広がったのである。

本書第2部に収録したのは、2年前に発生した神奈川県・津久井やまゆり事件に関する論考である。津久井やまゆり園事件とは、神奈川県・津久井やまゆり園で、２０１６年7月26日未明に、元職員・植松聖が引き起こした知的障害者殺戮事件である。植村聖は、未明に刃物を持って施設に侵入し、19人を次々と刺殺し、職員と障害者26名に重軽傷を負わせた大量殺戮事件である。この事件発生から、すでに2年以上が経過し、少しずつ事件の記憶は薄くなり、新聞報道は続くものの、少なくなってきてしまった。この事件は、優生思想をもとにしたヘイト犯罪であり、障害者を無用の存在として考えて、この世から消去することを正義として引き起こされた事件である。

第2部1章では、事件発生直後に発表された障害団体の声明をもとに、問題をいかに把握するかを論じた。植村聖は、「コミュニケーションのとれない障害者は生きている価値がない。不幸しかうまない」などと主張し、障害者の存在を否定して障害者殺戮に及んだのである。新聞報道によると、今日においても植村聖は、自己の主張を変えていないまま拘留されているという。私たちは、今後の障害者問題を考えるとき、津久井やまゆり園事件を決して忘れてはならない。こうした思いは、障害者団体も共通して抱いたことであろう。

ところで、この津久井やまゆり園事件は、生存する障害者を殺戮して世の中から消し去ろうとした事件であり、優生不妊手術問題は、障害者が子どもを産み育てることのないようにする手術の実施である。これは別個の問題／事件のように思われるが、その根っこに、ともに優生思想が存在している。優生思想は、人間に優劣をつけて、優秀者を選択し増加させたり、劣者を減じさせることを容認する思想である。津久井やまゆり園事件では、元職員・植松聖は障害者を劣者として生存を許されないとして殺戮に及んだのである。

この観点を踏まえて、第2部2章は、津久井やまゆり園事件をとくに優生学問題の視角から論じた。そして、第3章は、事件が津久井やまゆり園という居住施設で起き、その再建が問題になっているとき、障害者福祉の思想になって久しいノーマリゼーション思想ではあるが、それを踏まえた再建のあり方を探求することを論じた。

津久井やまゆり事件は、「障害者は不幸しか生まない」として、障害者抹殺を企て実行された犯罪であるが、優生不妊手術問題は、障害者という劣者が社会の重荷になると考えて、障害者が障害者を産むのを防ぐために手術を強制したのである。津久井やまゆり事件と優生不妊手術問題は、ともに優生思想を基盤としているという意味で強い綱でつながっている。その意味で本書第1部と第2部は連続している。

ところで、直近の事件としては、杉田議員発言問題がある。これは、自民党の杉田水脈議員が、ＬＧＢＴの人たちへ「生産性がない」と主張した事件である。保守系月刊誌になってしまった「新潮45」（8月号）への寄稿論文『ＬＧＢＴへの支援の度が過ぎる』で、杉田議員は、朝日新聞や毎日新聞を批判しつつ、「ＬＧＢＴ（性的少数者）のカップルのために税金を使うことに賛同が得られるものでしょうか。彼ら彼女らは子供を作らない、つまり、『生産性』がないのです。そこに税金を投入することが果たしていいのかどうか」と主張したのである。

ＬＧＢＴとは、Ｌ＝レズビアン（女性同性愛者）、Ｇ＝ゲイ（男性同性愛者）、Ｂ＝バイセクシュアル（両性愛者）、Ｔ＝トランスジェンダー（性的違和＝生物学的性別と心理的性別の自己認識が異なる）を意味し、一般には性的マイノリティといわれる人たちのことである。ＬＧＢは性的指向を表す用語である。同じような用語で「性同一性障害」というのもある。これは医学上の診断名であり、トランスジェンダーのうち医療的に性転換を行った者、あるいはそれを望む者が該当する。

日本においては、２００３年に「性同一性障害者の性別の取り扱いの特例に関する法律」が制定され、文部科学省にあっては「性同一性障害に係る児童生徒に対するきめ細かい対応の実施等について」（通知）が発出されて、学校現場での支援が求められている。また２０１７年には、日本学術会議法学委員会が「性的マイノリティの権利保障をめざして」の提言を公表し、婚姻、教育、労働等の分野での性的マイノリティに対する権利保障を打ち出している。

さらに大学では、お茶の水女子大学が２０２０年からトランスジェンダーの学生を受け入れることを公表した。このように、日本はもとより、世界でも、性の多様性を容認するのが大きな潮流となっている。そうした潮流を無視して、杉田議員は、「生産性がない」として、社会的支援の提供を拒むかのような主張をしたのである。すなわち、そうした人たちの生き難さを無視して、「生産性がない」から社会的支援をしないというのが杉田議員の主張である。

それに対して、自民党は「いろいろな考え方の人がいる」（二階堂幹事長）と問題視しない方針をとっていたが、世論の反駁が大きく自民党本部にデモがあるなどが起き、２週間が経過した

2018年8月2日に、自民党は「LGBTに関するわが党の政策について」という文書をホームページ上に掲載した。自民党の同文書には、杉田議員の寄稿文について「問題への理解不足と関係者への配慮を欠いた」と書かれている。杉田議員本人は、安部総理の属する細田派の一員であり、謝罪や寄稿文の撤回もしていない。なお、五輪／オリンピック憲章すら、「性的指向による差別禁止」をうたっている。

杉田議員は「生産性」という尺度で人間の価値を測定して、税金による社会的支援対象から外してよいという主張を展開しているが、その「生産性」の尺度を経済学的に用いると、「障害者は○×できないので生産性がない」「高齢者は○×であるから生産性がない」「病者は○×なので生産性がない」などということで、社会の中で「生き難さ」を感じながら生きている人たちを「共生社会」から切り離して支援もない世界へ追いやることになる。

また「生産性」という尺度を「出生」の意味で使うと、子どもを産まない産めない女性に対する差別となろう。子どもを産むか否かの自己決定権の拒否であり、産みたくとも妊娠しない女性あっては、不妊医療を拒否することになろう。すなわち、杉田議員の「生産性」という用語は、排除の用語であり差別の用語である。社会の中で生きづらさを現に経験しながら生活している性的マイノリティの痛みを感じることなく、LGBTの人たちへの社会支援を打ち切ることを求める杉田議員に賛成するわけにはいかない。

植松聖の主張は、障害者は社会にとって生産性がないという主張であり、植松聖の主張と杉田議員の主張は同じであるといえる。これは、翻って、ナチ期の優生思想につながる。実際、ナチは、子どもを「生産」しない男子同性愛者は、戦争のために人口増加を図る強健児の出産奨励に反するとして、約10万人を逮捕して、その半数が強制収容所に送られたという。本書では、杉田議員の発言問題に関する論考は入れてないが、機会があったら論じたいと考えている。

「新潮45」は、2018年10月号で、右派論客を登場させて「そんなにおかしいか〝杉田水脈〟論文」を特集して発行した。だが、批判が集中し、発行元の新潮社は、「新潮45」の事実上の廃刊である休刊を発表した（2018・9・25）。

本書は、津久井やまゆり園事件と優生不妊手術問題に対する考えを提起したものであるが、杉田議員の発言にもみられるように、今日もはびこる優生思想を社会が抱かなくするために、本書が、何が必要であるかを考えるヒントになれば幸いである。それを考え議論する材料を提供しようとして執筆した。

2018（平成30）年9月30日

清水　貞夫

もくじ

PART 2　津久井やまゆり園事件と優生思想

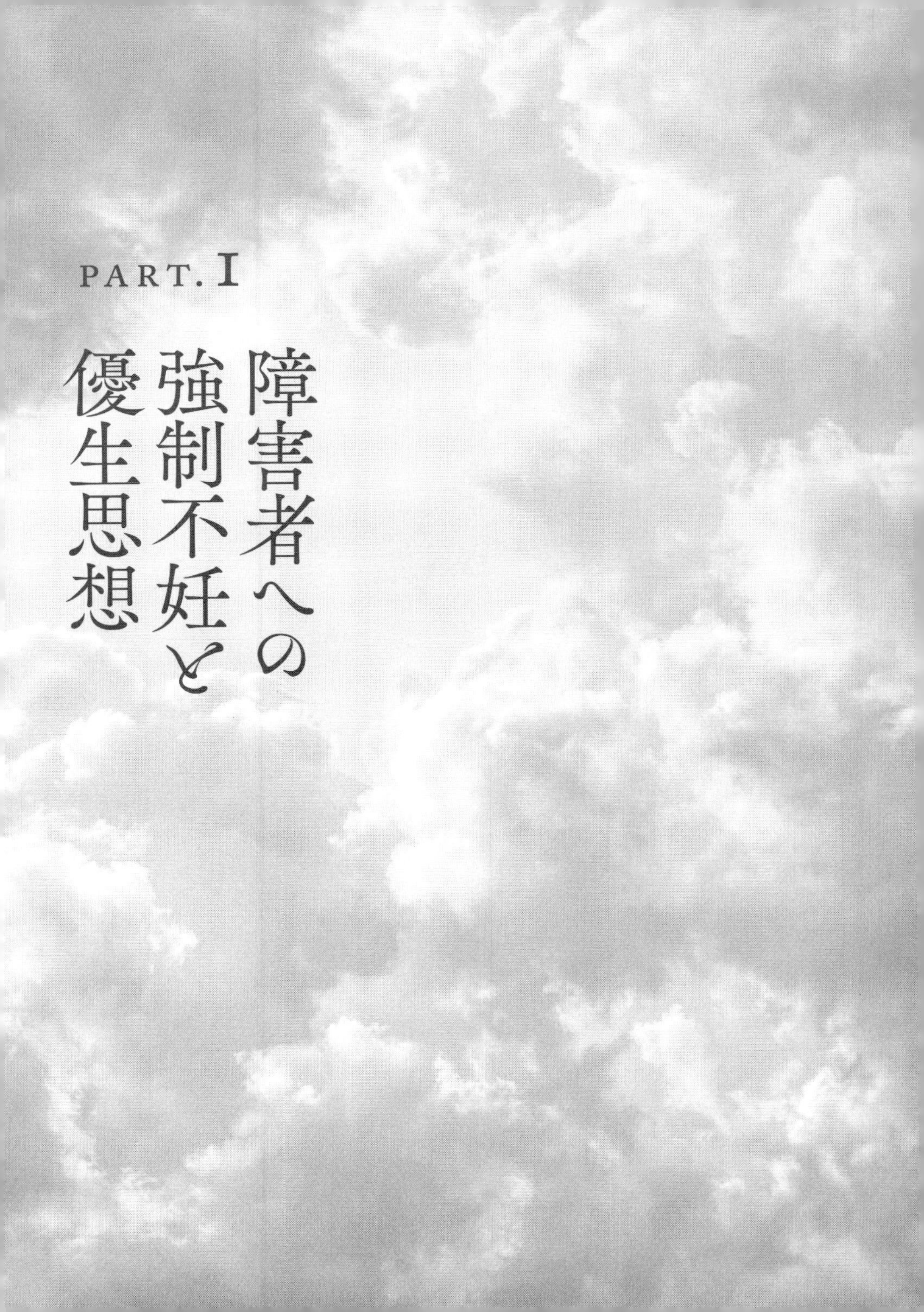

PART. I

障害者への強制不妊と優生思想

CHAPTER Ⅰ

障害者への優生手術問題と国による賠償・救済の訴訟

1　敗戦後に実効性をもった優生思想

国民優生法は、これから太平洋戦争が開始されるという昭和15年に成立している。同法は議会への提出前から賛否両論があり、帝国議会でも両論が激突し、当時の政府が、同法第6条の「本人の同意なしの不妊手術」の規定は残すものの、実施は当面しないと約束することで成立したものである。当時、〝生めよ殖やせよ〟が叫ばれる時期であり、総力戦下、人口の拡大政策がとられていたこともあって、国民優生法の実効性はほとんどなかったといわれる。優生学は、人口の劣悪分子の増殖を抑え、良質分子を増やすことで、国民の「質」の向上を目指す思想であり、国民優生法は、優生学原理から「人口の質」を課題として登場したはずであったが、総力戦の戦時体制下、「人口の量」を課題にすえざるを得なかったことと、伝統的な家族的国家観がからみあって、「本人の同意なしの不妊手術」は実施されなかったのである（山本記世子、２００３）。

それが、第２次世界大戦の敗戦とともに、国民優生法は「実際には悪質の遺伝防止の目的を達することがほとんどできないでいる」（加藤シヅエ社会党議員の発言）との批判をうけて、超党派の議員立法（提案者10名中８名は医師）として提出され、反対意見もなく全会一致で、１９４８（昭和23年）に成立する。立法理由は「先天性の遺伝疾患を抑制することが、国民の急速なる増加を防ぐ上からも、亦民族の逆淘汰を防ぐ点からいっても、きわめて必要である」（第２回通常国会参議院厚生委員会会議録）と説明されていた。実際、国民優生法下でも優生断種手術は行われたが、優生思想が実効性をもって勢力を発揮したのは戦後のことである。

新しい制定された優生保護法は、母体保護（人口妊娠中絶）と優生手術の両面を規定する法律であり、敗戦直後の食糧難と引揚者等にともなう人口過剰の圧力を中絶で緩和する効果をもったとともに、優生手術が適用される疾患の拡大がなされ、強制優生手術を可能にする規定をもつ法律でもあった。優生保護法は、１９４９（昭和24）年および１９５２（昭和27）年に一部改正があり、１９４９年の一部改正は、中絶の許容条件として経済的理由を導入したことである。１９５２年の一部改正は、非合法中絶の消滅のための手続きの簡素化および「保護者同意による優生手術」の規定が設けられた。

そして、最初の『経済白書』（１９５６［昭和31］年度）は「もはや戦後ではない。日本経済はすでに積極的発展への段階にある」と述べた。また、同年度の『厚生白書』は、あたかも『経済白書』に対立するかたちで、経済復興から取り残された人々の存在を立証し、経済偏向から社会福祉の樹立を忘却してはならないと説いた。同時に、『厚生白書』は、1956（昭和31）年版から1961（昭和36）年度版まで、一貫して、「これらの児童（精神薄弱児）は放置しておけば非社会的あるいは反社会的行動をとるようになりがち」という社会防衛的見方を示し、1961（昭和36）年度版『厚生白書』では、次のような文章を載せていた。

「優生学的見地からみても、いたずらに放置することは、好ましくない。しかも一部精神薄弱者は治安上からみて危険な存在であり、また売春婦数などの相当数は精神薄弱者であって、社会の秩序を守るうえでも何らかの措置を必要とする。しかも医学的にはほとんど不可能な状態にあるといっても早期に発見、教育あるいは補導が行われさえすれば社会的適応は相当程度まで持ちうるものである」（p.213）

この『厚生白書』は、障害者への施策を進め、福祉国家を目指す意気込みを表明しつつも、社会防衛的障害児観を示し、優生手術の必要性を暗に示唆しているといえる。

優生思想は、社会福祉と親和性があり、国家が福祉国家を志向し、財政負担を少しでも軽減しようとするとき、劣者として障害児の出現の抑制ないし抹殺へとつながるとされている。加えて、1955（昭和30）年前後から、欧米諸国に比して急激にすすむ人口の少産少死にともなう生産労働人口減少が、経済発展に与える影響が危惧されて、工業地帯への集団就職列車での労働力流動化などがとられたが、それ以上に人口の「質」を問い、その向上で切り抜けようとする議論が中央政界で幅を利かせる。

例えば、人口問題審議会の「人口資質向上対策に関する決議」（1962［昭和37］年7月）は、「今後、世界経済交流が自由化するにつれますます技術革新が進むであろう。この技術革新に即応することのできる優秀な精神及び肉体をもつ人間を育成するためには、特に学校教育ないし社会教育の充実にまつべき点が少なくないが同時に人間能力の開発には基本的前提である人口資質の向上とその基礎条件の整備に留意しなければならない」として、「欠陥者の比率を減らし、優秀者の比率を増やすように配慮することは国民の総合能力の向上のための基礎的な要請である」（p.2-3）と述べている。ここでいう「欠陥者」は障害者のことである。

こうした運動は、1965（昭和40）年代後半になると、「不幸な子どもを産まない運動」につながり、全国各地で展開する。この運動は、「優生政策が日本社会において予算や社会基盤の整備など実質的な実行手段を伴いながら実施された、優生政策の一大興隆局面」（土屋　敦、2009、p.91）と位置付けられている。この運動は、地方自治体主導で行われ、全国各地でウーマンリブといわれた女性たちの妨害運動にあいながら展開する。そして、旧優生保護法は1996（平成8）年の法改正により、母体保護法に変更される。それにともない、優生学的思想に基づいて規定されていた強制断種等に係る条文が削除され、「優生手術」の文言も「不妊手術」に改められた。こうした改正は、障害者当事者の激しい運動により実現されたのである。

そして、2018年1月31日、旧優生保護法の下で行われた優生手術を問う国家賠償請求訴訟が仙台地裁で起こされる。

同裁判は、国が知的障害などを理由に不妊手術を強制したのは、個人の尊厳や自己決定権を保障する憲法に違反するとして、宮城県の60代女性が起こしたものである。女性は、15歳（昭和45年）

のときに県北の病院で、卵管を縛って妊娠できなくする手術を強制され、手術後、日常的に腹痛を覚えるようになり、卵巣膿腫を患って右卵巣を摘出する。宮城県が女性側に開示した「優生手術台帳」では、手術理由は「遺伝性」精神薄弱とされていた。彼女の「遺伝性」精神薄弱は正確ではない。子どもを産めない体になった彼女は、縁談が破談になるなどしたとされる。そもそも、知的障害の「遺伝性」は、彼女が優生不妊手術を受けさせられた当時、すでに多くが否定されていた。

2 国主導、地方の協働、民間の共同による強制優生手術

強制不妊手術問題が動き出したのは、前述のように宮城県の60代の女性が国家賠償訴訟を仙台地裁に起こしたのがきっかけであった。だが、障害当事者や支援団体は、強制手術の不正義を訴えて長年訴えて国家救済を求めてきた。1997（平成9）年には、市民団体「優生手術に対する謝罪を求める会」が結成されて運動を始めた。翌年には、国連の人権委員会が被害者への補償などを日本政府に勧告している（人権委員会は2014〔平成26〕年に3度目の勧告をしている）。2016（平成28）年には、国連・女子差別撤廃委員会が法的救済を日本政府に勧告する。日本政府は、この間、「当時は合法であった」という立場をとり続けたのである。

2018年1月30日の仙台地裁での訴訟以降、マスコミが注目し、新聞などでは、ほぼ毎日のように記事が掲載されるほどである。特に、毎日新聞は記者を張り付けて各地の実態を報道して

いる。また新聞各社では、各都道府県の公文書館等に資料の開示請求をして、各自治体での実態解明に寄与している。

ところで、国会で議員連盟が組織され、また、公明党と自民党がプロジェクト・チームを組織したと報道されるが、そうした議員たちの動きは遅かったとしか言いようがない。中央政府が都道府県に対して「通知」等を出して、機関委任事務として、強制断種を強く推進していた事実が、次から次へと明らかにされていることを考えれば、なおさら、そう思わざるを得ない。

例えば、旧厚生省が、1957（昭和32）年に、「各都道府県衛生主管部（局）長」宛て文書で、手術件数の少ない県を暗に批判した上で、手術実施に伴う費用が国の予算を下回っていることを理由に、各都道府県に件数を増やすように求めていた。同文書では、強制手術件数をまとめた一覧表を添付し、「手術対象が存在しないということでなく、関係者に対する啓もう活動と貴殿の御努力により相当程度成績を向上せしめられる得られるものと存じる次第」と記され、こうした「通知」を受けて、宮城県など10県以上の都道府県は、年間の手術目標を示すなどして、1957（昭和32）～58（昭和33）年にかけて手術件数を増加に転じている。こうした「通知」は、「予算の枠を減らしたくない役所の論理」があったといわれても致し方ないであろう（2018・2・20、毎日新聞）。

また、旧厚生省は、1972（昭和49）年10月24日に、公衆衛生局長名の都道府県知事宛て「通知」で、本人の同意がない事案で、都道府県優生保護審査会による手術容認の決定が確定した場合などに関して、旧法の規定を踏まえて「本人が拒否しても手術を強行できる」との解釈を示していた。また本人の同意ない手術には、「不良な子孫の出生防止」という公益上の目的があり、医師の判断も前提にしているとし、「憲法の精神に背くものではない」との見解を示していた（2018・3・29、東京新聞）。この「通知」などで、旧厚生省が優生不妊手術を「公益上の目的」にかなうものとする見解を提示していたことがわかる。そして、1953（昭和28）年の厚生事務次官通知（160号）では、「真にやむを得ない限度において身体拘束、麻酔薬施行または欺こう等の手段をもちいることも許される場合もある」と述べられていた（日本弁護士連合会、2017）。

さらには、「不妊のためのレントゲン照射」について、旧厚生省が学術研究の目的なら「さしつかえない」と容認していたことが判明した。旧優生保護法で不妊手術を強制されていた障害者が危険な研究対象になった疑いがあり、専門家は実態の解明が必要だと指摘する。これは、京都大学医学部から京都府に対して「レントゲン照射の可否」について問い合わせがあり、旧厚生省公衆衛生局長名で京都府知事宛てに回答した文書で明らかにされた（2018・4・1、毎日新聞）。

しかしながら、国が主導したとはいえ、地方政府が協働しないかぎり、法の実効性は担保されない。さらに民間が協力しなければ実施されない。当時は、地方分権意識が弱く、ほとんどの地方自治体が中央政府の意向にそって行政を進めるのが当然視されていた時代、つまり、機関委任事務として地方政府に実務を強制できる時代であったから、政府が「通達／通知」で都道府県に督励・競争させながら強制不妊手術を主導し、「通達／通知」を受けた都道府県は、北海道のように、年次目標を設定して、取り組んだところ、年次目標を設定しないまでも、医師会や助産師会との協力で成績向上を図ることは各地で行われたのである。

北海道では、医師会の幹部（故人）が、自著で「私どもは、法の精神を順守して、……民族の（生命に優劣をつけて選別する）優生化の努力をしなければならない」と記して、旧優生保護法を称賛し手術を推進していた。また、北海道庁が手術対象者となった障害者らの親族に遺伝性疾患がないかどうか、対象者の近所で聞き込みを行うよう保健所に指示していたことがわかっている（2018・4・10、北海道新聞）。また北海道では、道内の医師に対して、優生不妊手術の申請は「医師の義務」などと強い言葉で申請を促す指針を配布していたという。同指針では「（手術は）医師であれば、誰でも行えます。強制（手術）の場合、費用は平均男5，200円、女5，400円（当時の国家公務員大卒初任給相当）を予定しています」と明記されていた（2018・5・16、北海道新聞）。さらには障害者施設などと共同して、優生手術を障害者に対して実施したといえる。そこには民間の官への迎合ないし時代精神があったといえる。

宮城県では、はっきりと優生思想の普及を掲げた運動が「愛の10万人（県民）運動」として組織され、それが障害児施設の建設につながっていった。「愛の10万人（県民）運動」は、①県民の中に精神薄弱児をしあわせにする考えをひろめる、②精神薄弱児のいろいろな施設を整備してやる、③特殊教育を盛り上げる、④優生思想を広め県民の資質を高める、を目標にして、運動の結果として期待されることとして、「遺伝性精神薄弱者がいなくなる」と謳われていた。同運動は、知的障害児施設と養護学校の整備を目指し、教職員組合、ＰＴＡ、地域婦人会、社会福祉協議会、公民館、医師会、肢体不自由児協会など、多くの民間団体を巻き込んだ運動であった。宮城県では、少なくとも、「愛の10万人（県民）運動」が優生思想をひろめ優生不妊手術の支えとなったと考えられる（清水貞夫、２０１８）。

都道府県レベルでの国の政策に対して協働したのは、児童相談所、民生委員や児童委員、医師会、助産婦会、精神病院、障害児学校や障害児施設など多様であった。宮城県では、施設入所後に優生不妊手術が強いられることを暗黙裡に知りつつ、役所の指示で障害児の家庭を回り施設入所を進めたと民生委員が証言している（２０１８・６・28、河北新報）。

3　強制優生手術の法的根拠

旧厚生省が、「通知」などで地方自治体を強力に指導し、協働関係に持ち込むにあたっての根拠法は、１９４８（昭和23）年7月13日公布、同年9月11日施行の旧優生保護法（１９５２［昭和27］年に一部改訂）であった。同法は、第二次世界大戦時、ナチ・ドイツの影響下、総力戦を戦いぬくとして成立した国民優生法を大きく踏襲・強化して制定されたものであった。そればかりでなく、手術費や入院費、付添人の旅費も国が全額負担することを規定している。

旧優生保護法第3条は、「本人若しくは配偶者が、遺伝性精神病質、遺伝性身体疾患若しくは遺伝性奇形を有し、又は配偶者が精神病若しくは精神薄弱を有しているもの」、また「本人又は配偶者の四親等内の血縁関係のある者が、遺伝性精神病、遺伝性精神薄弱、遺伝性精神病質、遺伝性身体疾患、遺伝性奇形を有しているもの」、さらに「本人又は配偶者が、癩疾患に罹り、且つ子孫にこれが伝染する虞れのあるもの」という三疾患群について、「本人の同意並びに配偶者の同意」の下で、優生手術が可能と規定している。

第3項に規定されたハンセン氏病患者に対する優生手術であるが、この条項をもとに優生手術を受けさせられたハンセン氏病者は和解により救済されたが、第1項と第2項の対象とされた障害者は対象にならず切り捨てられたのである。この第3条は、「同意」に基づく「遺伝性」疾患者の優生手術の規定といえる。

また、旧優生保護

	条文概略	備考
第1条	優生上の見地から不良の子孫の出生を防止するとともに、母性の生命健康を保護すること	優生手術と母体保護の二つが混在する法の目的
第３条	本人並びに配偶者の同意による任意の手術 1.本人若しくは配偶者が遺伝性精神病質、遺伝性身体疾患、遺伝性身体奇型 2.本人又は配偶者の四等親以内の血族関係者が遺伝性精神病、遺伝性精神薄弱、遺伝性精神病質、 3.本人又は配偶者が癩疾患 4.妊娠又は分娩が母体の生命に危険をもたらす虞れ 5.現に数人の子を有し、分娩ごとに、母体の健康度を低下する虞れ	同意に基づく「遺伝性」疾患者の優生手術の実施を規定した条項。ただし、第４項及び第５項は、母体保護の条項である。
第4条	医師は、疾患の遺伝を防止するため優生手術を行うことが公益上認めるときは、都道府県優生保護審査会に申請しなければならない。	戦前の国民優生法でも認めてこなかった強制断種の規定。医師が優生保護審査会に申請して実施。
第12条	医師は、遺伝性精神病と遺伝性精神薄弱以外の精神病又は精神薄弱に罹っている者について、保護義務者の同意があった場合、都道府県優生保護審査会に申し出ることができる	「遺伝性」以外の精神病者及び精神薄弱者の保護者同意で、優生保護審査会の承認により手術を可能とする条項。

法第4条は、「医師は、診断の結果、別表に掲げる疾患に罹っていることを確認した場合において、その者に対し、その疾患の遺伝を防止するため優生手術を行うことが公益上必要であると認めるときは、前条の同意を得なくとも、都道府県優生保護委員会に優生手術を行うことの適否に関して審査を申請しなければならない」と規定していた。そして、別表として、遺伝性精神病、遺伝性精神薄弱、顕著な遺伝性精神病質、顕著な遺伝性身体疾患、強度な遺伝性奇形が列記されている。この第4条は、医師が都道府県の優生保護審査会に申請しておこなう強制優生手術といえる。

さらに、旧優生保護法第12条では、「遺伝性」疾患以外の精神薄弱者や精神疾患者でも、保護者の「同意」と優生保護審査会の決定があれば優生手術をすることができると規定されていた。この条項は、「同意」による強制優生手術の規定と言える。

強制不妊手術／強制優生手術というとき、それは第4条と第12条を根拠にして行われた優生手術を指す（新里宏二、2018）。確かに、第4条は「遺伝性」を確認した医師が、優生保護審査会の「適」判断を得て、執刀医が行う強制優生不妊手術であり、「同意書」を必要としない。また、第12条は「遺伝性以外」のケースで「同意書」を必要とする強制優生不妊手術である。しかし、優生思想に基づく手術／優生不妊手術というとき、それを第4条と第12条に基づく「強制不妊手術」に限定することはできないであろう。日本弁護士連合会の「意見書」も、優生思想に基づく手術を取り上げて、第3条1から3項も含めて問題にしている（日本弁護士連合会、2017）。

実際、都道府県で開示された資料では、第4条を根拠にした優生不妊手術でありながらも、「同意書」が添付されていたり、第12条を根拠にした優生不妊手術とされたケースでも、「同意書」がなかったりしている。さらに、愛知県の開示資料では、第4条での手術申請に対して、優生保護審査会が「否」と判定しながら、第12条なら「適」とし、申請のし直しもないまま、また保護者の「同意書」もないまま優生不妊手術が行われたケースが存在したことが報道されている（2018・4・18、毎日新聞）。こうしたことから、第4条と第12条は、厳密・明確な区別もなく適用されて執行されたと推量される。加えて、宮城県などのデータでは、第12条による優生不妊手術は皆無に等しく、そのほとんどが第3条と第4条によるものとなっていることから、保護者等からの「同意書」を添付されたケースを「本人ならびに配偶者の同意」による優生不妊手術として処理したものと推量できる（清水貞夫、2018）。

知的障害に即して考えると、「軽度」精神薄弱者では病因が不明であるのがほとんどであり、「遺伝性」概念の理解・判断が明確性に欠けて曖昧であるということもあった。障害児入所施設で生活する児童に対する優生不妊手術などでは、子どもを預かる障害児施設長や嘱託医師などが、保護者等を説得して「同意書」を提出させ、優生不妊手術につながったと思われるが、「遺伝性」に信を置かない医師は「同意書」があるということで第12条による優生不妊手術と分類することもあったであろうし、「遺伝性」を強く疑う医師なら第3条ないしは第4条を根拠とした優生不妊手術とすることもあったのであろう。すなわり、都道府県で第3条、第4条、第12条をうまく使い分けして処理していたものと考えられる。こうした措置／処理は、本来的には法規定からの逸脱といえよう。

ところで、障害児が優生不妊手術を受けることに対して、保護者の抵抗を示す事実は資料的には見つかっていない。保護者たちは障害児施設長などから説得をうけて「同意書」にサインしたと思われるが、それは、子どもが世間に迷惑をかけることにならないことを念じてのことであり、優生思想を理解してということではない。なお、滋賀県からの開示資料では、親の拒否した理由を「無知と盲愛のため」と軽蔑し、執拗に手術を受けさせるように説得している事実が記述されていた（2018・3・22、毎日新聞）。こうした事実は、保護者が「同意」に抵抗感をもっていたことともに、「無知」「盲愛」として、医師側が見下す目線が表れているといえる。

こうした事例は、「同意」をもとめる説得が広く行われたとして推測して間違いないであろう。すなわち、第3条、第4条、第12条の区別は、かなり恣意的な使われ方がされたと推測できることから、強制不妊手術は、第4条と第12条にもとづく優生不妊手術と決めてかかるのでなく第3条に基づくものも含めて、優生保護審査会の審議対象となった事例すべてとするべきであろう。

なお、厚生労働省は、強制不妊手術だけでなく、本人の「同意」を得て行われていたとされる手術記録も調べる方針を、明らかにした。

—4— ずさんで逸脱した優生保護審査会

強制不妊手術は、旧優生保護法の第4条および第12条に基づき行われたものと考えられるが、強制不妊手術の「適」「否」を決定する都道府県優生保護審査会が極めて重要な役割を担っていたことになる。旧優生保護法の強制不妊手術は、優生保護審査会での審査というプロセスを介入して実行されるようになっており、国家権力が恣意的に直接強制するのでなく、優生保護審査会の審査を通して強制するシステムであった。しかしながら、宮城県女性による訴訟以後、各地で明らかにされていることは、都道府県の優生保護審査会が、杜撰であり、お墨付けをあたえるだけの機関になっていたということである。政府は、国家賠償訴訟に対して、「当時は適法であった」として争う姿勢を示しているが、この発言は、旧優生保護法が憲法違反の法律であることを無視し、障害者の人権を否定する発言であることをなおざりにしているといえる。加えて、新聞報道の伝える「杜撰」「お墨付けの場」にすぎない優生保護審査会の運用は、明白に「法律違反」であろう。

例えば、北海道庁の開示した資料では、優生保護審査会が会合を開かず、書類審査だけで手術を決めていたことが明らかにされている。同様の事例は岐阜、三重、福岡の3県で判明しており、書類審査をやめるように求めた国の「通知」に反して、形骸化していた可能性があると報じられている（2018・3・30、北海道新聞）。また河北新報（2018・4・13）は、実際に1979（昭和45）年代前半に優生保護審査会の委員を務めていた元仙台地裁所長の弁護士に取材にした記事を報道している。同元地裁所長は「審査会は医師の申請に基づき県からの提案にお墨付きを与える場で、紛糾したり提案が否決されたりした覚えはない」と証言し、「国策が誤っていた」として国は手術を受けた人に謝罪するべきだとの見解も示したという。優生保護審査会元委員の発言を通して同審査会の審議が実際にどのように行われたかが報じられるのはめずらしく、その一端があらわになったといえる。さらに、京都新聞は、滋賀県の昭和43～51年度の優生保護審査会4回のうち半数の2回が開催されずに委員の「持ち回り」で押印し、強制不妊手術を「適当」と決定していたと報じている（2018・1・31、京都新聞）。

優生保護審査会（国庫補助の対象）は、同施行令により規定され、本人の同意を要しないケースなどを判断する機関であり、強制優生手術システムの中核的機関である。同審査会は、医師の申請書をもとに審査するが、役人、大学教授、裁判官、医師会会長、民生委員、検察官らで構成され、地方における有識者として重きをなす人物である。審査の前提となるのが医師の申請書／診断書であるが、それが、いいかげんなものであったことも、共同通信の入手した都道府県資料で明らかにされている。広島県立文書館の資料では、医師が15歳の知的障害女児を「男性に興味を感ずる様であるあり、妊娠の可能性が強い」との理由で不妊手術を申請し、健康診断書には「月経の始末もできない」と記載され、審査会で「適」の判定を受けた。福岡共同公文書館の資料では、19歳の女性に関する申請書に「色情強く、いつ行動に移るかわからない」と書かれ、診断書には「貞操感がない」と書かれていたという（2018・3・16、河北新報）。

医師こそが、優生保護審査会の審査で主役であったと考えられることから、審査委員を務めた医師や執刀した医師の発言は、いままでのところ未だ少数にとどまっているのは残念である。その点で、毎日新聞は医師からの聞き取りを記事にしている。それによると、自治体の職員で優生保護審査会の事務局を務めていた医師は、「（申請書に対して委員の）誰からも疑問の声が上がったことはなかった。粛々と議事は進み、紛糾したこともなかった」と発言したという。また手術を執刀した医師は、「障害者を保護・支援する施設も政策も十分整備されておらず、確実に避妊できる方法もない時代。生まれた子を誰が責任もつのだとの考えがあった。医師も法律が義務づけられているから（申請や執刀を）やっただけ」と語ったと報道されている（2018・3・30、毎日新聞）。この記事には、「執刀は時代の要請」という見出しがつけられていた。「時代の要請」だったということで、被害を受けた障害者の強制断種という人権無視・憲法違反の行為が許容されてしまってよいのであろうか。また、広島県で優生保護審査委員を務めていた医師は「当時は法にしたがって何の抵抗もなく淡々と審査した」「今考えると、人権上の問題があり遺憾であった。日本の医療の落ち度だった」と発言したとの報道もある（2018・5・8、河北新報）。

優生保護審査会の委員は地方の有識者が担い判定し、優生手術の執刀医は「時代の要請」という。時は、東京オリンピックでわき、高度経済の時代であった。優生不妊手術の盛況は狂気の時代の共同観念であったのであろうか。

5 障害児者施設と強制優生不妊手術

ほぼ25万にも及ぶとされる犠牲者をだしたナチ政権下での障害者殺戮は、障害児施設へ〝灰色バス〟を乗り付け（『灰色のバスがやってきた』）、そこに居住する障害児たちを絶滅収容所へ移送することで行われた。また聴覚障害児に対する断種は、施設や学校の施設長や学校長の協力でおこなわれた。施設長などに依頼して協力を得て、障害児施設居住の障害児者を強制優生手術の対象にする方法は、優生不妊手術の件数の増大させる簡便な方法だったといってよいだろう。

各地で障害者施設に居住する障害児者をターゲットにした「集団（組織的）優生不妊手術」の

実態の一端があきらかにされた。例えば、山形県では知的障害者施設が１９６０年代（昭和30年代後半）、女性入所者に対して、不妊手術への「同意書」をとった上で、集団で手術を受けさせていたことが複数の証言で明らかにされている。入所者の家族は取材に対して「同意しなければ施設にいられなかった」と語り、当時の職員も不妊手術が「暗黙の了承」だったという。同意書に署名した保護者は「女としてかわいそう」と思ったが、ほかの同世代の女性入所者数人も手術を受けるように言われていたことを知り、「順次に受けるもので娘を預かってもらうためには仕方ない」と同意したという（２０１８・４・16、毎日新聞）。

その後、山形県は、障害児施設（最上学園、やまなみ学園、鳥海学園）の記録を精査したら、優生手術をしたと考えられる94名の記録が見つかったことを公表した（２０１８・６・15、毎日新聞）。その94名のうち92名が未成年であり、厚生省統計ではゼロとされる年度でも記録されており、厚生省統計の信憑性も疑問であり、さらに特定の短期間に集中している事例もあり、集団的手術を疑わせるものであるものの、山形県当局は元施設職員に聴取して「集団的強制手術の有無は確認できなかった」とした。

北海道では、道内の知的障害児施設の運営者宛に「強制手術の申請書を積極的に提出するよう」通知していたことが判明した。１９５１（昭和26）年８月２日付通知「精神薄弱児に対する強制優生手術について」で、「安心で負担なし」を過剰に強調して、申請書の提出を促している。これなども山形県での「集団」（組織的）手術と同じ結果につながった可能性を否定できない。この通知のあと、手術は急増し、北海道は強制手術全国第１位となったという（２０１８・４・５、毎日新聞）。

宮城県では、1960（昭和35）年までの間、唯一の知的障害児施設・亀亭園でのこととして、『亀亭園30周年記念誌』の回顧対談の中の発言として、次のような記事がある。この対談は、1977（昭和52）年2月に開催されたものである。

水戸　M・イサヨ、私、6〜7年前荒町（仙台市内）で会ったんです。今どうしているだと聞いたら、結婚してましてね。

山本　ほぉ、イサヨがね。

水戸　ええ、配管工の人とね。私の家そこだからって、ぎりぎり引っ張って行かれたの、古ぼけた2階建てをかりてましたけど、家のなかは大変きれいにしていて、指でこすても、ホコリなんか絶対につかないぐらいにしてました。それで、そのうち旦那が帰ってきたのですが、よくできた旦那でしたね。そして、つくづく言ったんです。「あのね。俺子どもが欲しいだけど、生まれないのが一つだけ困ることなんだ。なんとかならないものか」って言ったんです。ともかく、いい人にめぐり会ったもんだとつくづく思いましたねぇ（水戸＝元保母、山本＝園長）

また、この対談内容を裏づけるように、園長・山本武良は、亀亭園を退所して結婚したが子どもが生まれないことを責められたことや優生手術したがてんかん児が生まれたことなども話している（山本武良、1980）。さらに、子どもが正常であって親が精神薄弱の場合の悲劇を語り、旧優生保護法が「遺伝性」精神薄弱に限定しているのを「非遺伝性」にまで法の枠を広げることをもとめている（山本武良、１９８１）。「非遺伝性」精神薄弱の優生不妊手術は１９５２（昭和27）年の法律改正で実現する。

こうした会話からは知的障害児施設での優生不妊手術が、組織的に宮城県でも行われていたのかと疑念が生まれる。

宮城県では、１９６３（昭和38）〜１９８１（昭和56）年度に優生手術を受けた記録の残る者の半数が未成年者であり、最年少は女児９歳、男児10歳であり、多くの年度で11歳前後がいたことが開示資料で明らかにされている。これは、妊娠の可能性の低い年齢の子どもまで手術を強制し

宮城県の優生手術件数の変せん

年度西暦／昭和	3条1～5	3条1～3	4条	4条の未成年	12条	3（1～3）+4+12条
1952／27	847	?	31	?	-	31＋α
1953／28	1018	?	63	?	-	63＋α
1954／29	1240	?	76	?	-	76＋α
1955／30	1272	?	54	?	-	54＋α
1956／31	1341	?	13	?	-	13＋α
1957／32	1611	?	29	?	-	29＋α
1958／33	1476	?	52	?	-	52＋α
1959／34	1343	?	23	?	-	23＋α
1960／35	1370	?	45	?	-	45＋α
1961／36	1116	13	50	?	-	50＋α
1962／37	1275	7	75	54%	1	83
1963／38	1219	12	114	58%	-	126
1964／39	1066	8	87	47%	-	95
1965／40	955	3	128	53%	1	132
1966／41	820	5	97	57%	-	102
1967／42	738	14	92	65%	-	106

『宮城県衛生統計』による

ていたとしか考えられないであろう。そうしたとき、障害児入所施設や、場合によっては養護学校をとおして何らかの「集団的（組織的）対応」の存在が疑われるといえる（2018・1・30、毎日新聞）。また福島県でも障害児施設で組織的に優生不妊手術が行われたと疑われると言及されている（新里宏二、2018）。

毎日新聞は、「障害者施設で〝洗脳〟／私も生めたのでは」という見出しで、脳性マヒのある女性（60歳）が施設入所中に生理の処理に困難を伴い、自ら優生手術を申し出て子宮摘出したことを記事にしている。それによれば、入所施設の職員から「（障害者は）どうせ赤ちゃんなんか産めないのに。（子宮を）取ってしまったほうがよい」と毎日のように聞かされて、介助を受けるのがイヤになり追い込まれてしまったという。脳性マヒは、旧優生保護法で優生手術の対象とは規定されていない（2018・3・6、毎日新聞）。こうした事例もあることから、当時の障害児施設の職員等の声も聴く必要があろう。その点で、毎日新聞は、宮城県の「小松島学園」（軽度知的障害収容施設）の元職員の発言を報道している。それによれば、子どもたちは貧困や家庭の事情で入所させられた子どもたちがほとんどであり、そのうちの中学3年生の一少女が泣きつづけて部屋に閉じこもっていたので聞くと、「（不妊手術をさせられて）お嫁さんにいけなくされた」と打ちあけたという（2018・4・26、毎日新聞）。

6 優生不妊手術の被害者の声

優生不妊手術を強いられた被害者が声を上げたのが国家賠償訴訟である。2018年7月3日の今日までに、各地の地方裁判所で訴訟に訴えた被害者は表（p.34-35）に示した通りである。知的障害者だけでなく聴覚障害者など、まだまだ続くものと思われる。被害者たちは、仮名あるいは実名で声を上げ始めたのである。こうした人たちは、被害者はみんなが「人生を返してほしい」と叫んでいる。優生不妊手術で、正常な人生を送ることができなかったのである。

被害者は、優生不妊を強いられることで結婚を諦めたり、離婚したりしている。また、配偶者が死亡する数日前まで、子どもの生まれない理由をきちんと話せないまま配偶者を黄泉の国へ送っている。中絶に加えて不妊手術を強制された被害者夫妻は、「一緒に育てたかった」「家族を持つ権利を奪われた」と叫んでいる。

被害者の声を傾けると、それに答える言葉はない。しかし国が、旧優生保護法は「適法だった」というのでは返答になっていない。むしろ、「適法だった」という言葉は、権力をもつ者の言葉であり、被害者を納得させるものではない。国は被害者の声に耳を傾けて、謝罪と救済を誠実に行う以外に返答はないであろう。

7 都道府県間の格差

都道府県間で優生不妊手術実施数に差がある。厚生労働省児童家庭局母子保健課の公表資料（1949［昭和24］年から1995［平成8］年）によると、旧優生保護法第4条に基づく手術件数の多い上位3県は、北海道、宮城、岡山である。また第12条に基づく手術件数の多いのは神奈川、兵庫、福島である。また同資料による全国集件数をみると、第4条に基づく強制不妊手術は、1955（昭和30）年度から1958（昭和33）年度までの4年間が毎年千件をこえているとともに、第12条に基づく保護者同意による優生手術は1953（昭和28）年度から1955（昭和30）年度の3年間で毎年百件をこえている。また各都道府県での手術件数の推移は、第4条および第12条のそれぞれで全国的な趨勢とは異なる推移が示されている。例えば、北海道のデータでは、第4条に基づく手術が1955（昭和30）年から急増し1962（昭和37）年度まで続くが、宮城県では1962（昭和37）から1971（昭和46）年度まで70件以上の状態が続いている。岡山県では1955（昭和30）年に急増し191件を数え、1961（昭和36）年度まで件数の多い状態が続いている（1959［昭和34］年度は例外的に12件に過ぎなかった）。

こうした都道府県間格差は、機関委任事務であった優生不妊手術を推進する都道府県の「熱心さ」と「推進方法」が関係しているのであろう。しかしながら、旧優生保護法から優生思想に基づく優生不妊規定が、胎児条項に対する障害者団体による反対に直面して削除され、母体保護法に改組された1996（平成8）年から数えて20年が経過していることを考える

2018.9.1時点での訴訟

女性（義姉が代理人）	仙台地裁	幼児期の麻酔治療により後遺症で知的障害が残った。県が開示した手術台帳では「遺伝性精神薄弱」と書かれていた。15歳で手術され、日常的に腹痛を経験したが、不妊手術で癒着が生じたためであった。義姉「優生思想、国は謝罪を」
飯塚淳子（仮名）	仙台地裁	厚生相談所の検査で軽度知的障害と言われ、中学3年4月に親元から知的障害者施設へ。卒業後は仙台市内の「職親」の下に住み込み家事を手伝う。そこで16歳で手術を受ける。3回結婚もしたが子どもを産めないことから離婚した。執刀医を突き止め「なぜ手術をしたのか」と問い詰めたが「思い出したら電話する」というだけだった。「県に1997年情報開示を請求して以来27年間黙殺されてきた。奪われた人生は、もう戻らない」
小〇喜×夫（実名）	札幌地裁	生後間もなく北海道石狩市の農家に引き取られる。複雑な家庭環境の中でけんかを繰り返すなど荒れる。10代後半、帰宅すると警察官に手錠をかけられ精神病院に入院させられる。入院して約3か月後に手術される。タクシー運転手になり結婚する。「おたふくかぜにかかり子どもができなくなったと妻にうそをついてきた」
北三郎（仮名）	東京地裁	1962年（昭和37）年頃、中学2年のとき仙台の「さわらび学園（教護院）」に在籍中に精神障害を理由に手術される。独身でいようと思ったが、縁談があり28歳で結婚し、妻がうれしそうに知人の赤ん坊をあやす姿をみるのがつらかった。妻が死亡する数日前に病室で打ち明けた。「人生を返してくれ」
女性（妻）男性（夫）	札幌地裁	乳児期にかかった熱病で知的障害になったと考えられ、30代で結婚、４年後に妊娠したが、同意のないまま人工妊娠中絶と不妊手術を強いられる。夫は親族らの説得で妻の手術に同意させられたという。「家族をもつ権利を奪われた」「夫と一緒に子どもを育てたかった」
渡〇数×（実名）	熊本地裁	10歳の頃、母親に病院に連れられて行き、何もしらないまま睾丸を摘出された。知的障害および精神障害はなかったが「変形性関節炎」と診断されていた。成人後は結婚を考えた女性もいたが身を引いた。2度自殺しようとしたが死ねなかった。「人権を奪い、一生を台無しする行為である」

知的障害女性	仙台地裁	妹が知的障害の姉に代わって訴えた。1977年「遺伝性精神薄弱」を理由に20代で手術を強制される。妹が両親（すでに他界）から姉が手術を受けた事実を知らされていた。「不妊手術を受けないと障害者年金が支給できない」「だまされて望まない妊娠を防ぐためにも手術を受けた方がいい」と自治体職員から説明されたという。情報開示により「被手術者名簿」に名前があることが確認されている。
近畿地方女性	大阪地裁	中学3年の時にかかった日本脳炎の後遺症で障害が残り、高校卒業後に母親に連れられ大阪の病院で手術。手術の記録は見つかっていないが、下腹部に手術痕あり。
聴覚障害者夫婦	神戸地裁	1960年の結婚後、妊娠がわかったとき母親に連れられ病院へ行った。説明がないまま中絶と不妊手術が行われた。「周りの夫婦がかわいい子どもを育てている姿を見るたび、なぜ自分には子どもができないのか悩み続けた」と喜美子さんは話す（小林宝二・喜美子80代）。
聴覚障害者夫婦	神戸地裁	50年前の結婚式直前に病院に連れて行かれ、説明もなく手術された。診察台の上でズボンを脱がされ、不妊手術だと気づき逃げだしたかったが「手話のできる人がおらず、意思を伝えられなかった」と辰夫さんは話す。手術の記録は見つかっていない（高尾辰夫・美恵子70代）。

旧優生保護法に基づく強制不妊手術を巡る都道府県別の状況

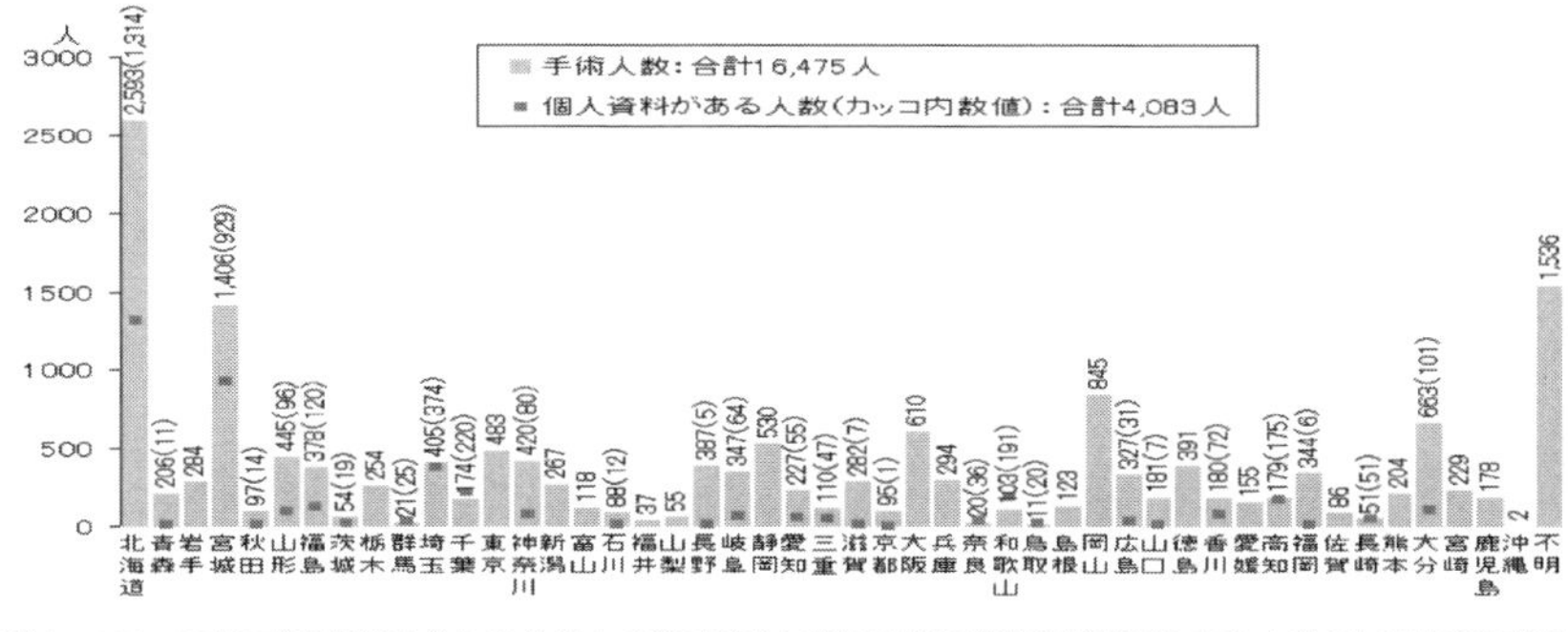

（注）1949～92年に「遺伝防止のため公益上必要」などとして強制的な不妊手術が行われた人数（女性が7割）を旧厚生省統計から都道府県別に算出。1952～53年の1,536人分は地域別が不明。「個人資料がある人数」は東京新聞が都道府県に個人記録の確認状況を尋ねた結果。「探したが見つかっていない」という回答の場合（東京、静岡など19都府県）はカッコ付記なし。この他、本人の同意があったとされる8,516人を合わせると約2万5千人となる。

出典：東京新聞（2018年4月22日）より　　http://honkawa2.sakura.ne.jp/7396.html

と、厚生労働省が発表した資料に示された数値が正確なのか否かは不明であるといえる。さいわいにも、各都道府県では、報道機関等による旧優生保護法下で行われた優生不妊手術の実態資料の開示請求が進められている。開示請求を受けて、各都道府県が優生保護審査会の資料などを捜し、厚生労働省の公表には載っていないケースも存在することが明らかになっている。例えば、宮城県では、県の保有する「優生手術台帳」を基に、1973（昭和48）年～1981（昭和56）年度に859人が優生不妊手術を受けたとして、公表してきたが、それ以外に、1960（昭和35）～1961（昭和36）年度に約70人が強制手術を受けたことがわかったという（2018・4・20、河北新報）。

しかしながら、都道府県での実態解明の努力には温度差がある。実態調査を行う都道府県では、その範囲などに差異があり、都道府県間での問題認識に格差が存在する。例えば、東京都などは、医療機関に対してカルテの保存を要請しているが、それに対して宮城県などはそのような措置はとっていない。現在進められている実態調査は、新聞社の記者が都道府県の公文書館などを訪問して資料開示請求をして、それをもとにして記事を書いているのが現状である。また開示請求をうける都道府県は独自の公文書館条例をもち、資料の保存期間もまちまちである。

各県で新聞社等による県当局に対する資料開示請求が進み、各都道県の実態が次第に明らかになるとともに、厚生労働省は、2018年4月13日、調査範囲を都道府県から全市町村に拡大し、医療機関や障害者施設も対象に含める方針を固める。都道府県を通じて、資料の保全を依頼し、全国市長会や日本医師会にも協力を求めるという。強制不妊手術を受けた人が最多の北海道では、道がすでに道内全ての医療機関と市町村に関する個人記録などについて、書類の保存年限がすぎていても廃棄せず保全するよう協力を求めている（２０１８・４・14、北海道新聞）。こうした厚生労働省の要望に忠実に対応した山形県は、障害児入所施設（最上学園、鳥海学園、やまなみ学園）と障害児学校を調査し、２０１８年６月14日、施設の文書に「手術実施済」などと記載された記録94名分の記録が残されていたことを明らかにした。94名のうち92名は10代で最少年は12歳女児であった。さらに山形県は、精神薄弱児更生相談所、障害児学校、こころの医療センターの記録をもとに、新たに37名の優生不妊手術被害者を特定している（２０１８・７・２、河北新報）。

とはいえ、今後、救済と賠償の問題が浮上すると思われるが、その際、「記録のない被害者」の扱いが焦点になると考えられるので、被害者特定のための努力を各地方自治体は最大限すべきであろう。障害児入所施設、教護院や少年院、障害児（養護）学校、厚生相談所、児童相談所、精神病院、福祉事務所、優生指定医院など、関係ありそうな機関の古記録を精査すべきであろう。施術を裏付ける記録の掘り起こすにあたっては、政府が、最低でも、都道府県に求める実態調査の範囲を明確に指示して、開示された資料を統一的に点検するシステムを確立すべきであろう。そうしないで、旧優生手術台帳に載っていませんというだけで、救済と賠償をうけられない障害者が生じかねない。「記録がない被害者」が救済や賠償のために声をあげられないで泣き寝入りさせられるのは不合理であり、それは避けなければならない。

宮城県では、知事が①手術痕などがある、②当時の県内在住者、③手術が推測できる関連文書が現存する、④本人の証言に整合性がある、の四基準を提起している。旧優生保護法の執行状態がかなり粗雑であったことを考えると、被害救済と賠償の対象者を狭めるような基準の設定は許されないであろう。四規準は一つの提案であるに過ぎない。国は救済と賠償の対象にする旨を公表することで、被害者が声を上げやすくし、都道府県が優生不妊手術の記録をくまなく探すことを求める必要があろう。旧優生保護法下での強制優生手術は国の主導のもとで都道府県が協働し、医師や障害児施設が共同したことを考えると医師や施設元職員の協力を得るのも一方法であろう。こうした実態調査のシステム化が国主導で都道府県の連動の下で早期にアクション化されることが望まれる。

地方議会が強制不妊手術に関して、国主導で救済や補償をもとめる国に対する意見書を可決し始めた。また、国会では、超党派議員連盟や自民党と公明党のワーキングチームが立ち上がり活動を開始したと報じられ、来年度にも救済と賠償のための立法を用意するという。しかし、われわれに突き付けられた課題は、これを救済と賠償の問題にとどまらないで、優生強制断種の規定は、日本国憲法の人権保障に矛盾するところから、なぜ、そうした矛盾を抱えた優生保護法が1996（平成8）年までの長きにわたり存続しえた理由を明らかにすることであろう。それは、多分に、優生思想が跋扈した理由を問うことであり、津久井やまゆり学園での殺戮事件の深層をさぐることにもなろう。

〈参考・引用文献〉
(1)市野川容孝（1998）「強制不妊手術の実態解明を」『インパクション』110号、pp.162-164

(2)黒田学・清水貞夫監訳（２０１７）『障害者の安楽死計画とホロコースト』、クリエイツかもがわ
(3)厚生労働省雇用均等・児童家庭局母子保健課（２０１８）「旧優生保護法第４条に基づく優生手術件数（都道府県別）」「旧優生保護法第12条に基づく優生手術件数（都道府県別）」（１９４９［昭和24］年～１９９６［平成８］年までのデータ）
(4)厚生省大臣官房室編（１９５６）『厚生白書－昭和31年度版』、
(5)清水貞夫（２０１８）「宮城県下の『愛の10万人運動』と優生断種施策」（本書の３章）
(6)フランツ・ルツィウス著／山下公子訳（１９９１）『灰色のバスがやってきた』草思社刊
(7)土屋　敦（２００９）「母子衛生行政の転換局面における『先天異常児』出生予防政策の興隆」『三田学会』pp.91-116
(8)新里宏二（２０１８）「不妊手術強制、万感の怒りこめた提訴」『世界』２０１８年４月号、pp.２０４-２１２
(9)日本弁護士連合会（２０１７）「旧優生保護法下において実施された優生思想に基づく優生手術及び人口妊娠中絶に対する補償等の適切な措置を求める意見書」２０１７年２月16日
(10)山本起世子（２００４）「戦後における人口政策と家族変動に関する歴史社会学的考察――優生保護法の成立・改正過程を中心に」『園田学園女子大学論集』第38号、pp.85-99
(11)山本武良（１９８０）「東北地区における精神薄弱福祉の回顧と展望」（亀亭園編『30年のあゆみ』所収）
(12)山本武良（１９８１）「精神薄弱児、その諸相――講義のための下書き」遺稿集刊行会編『山本武良遺稿集』宮城県亀亭園内）

＊本稿の参考文献は、基本的には新聞記事である。参考にした新聞と日付は本文中に記したので、特に、ここには明記しなかった。

CHAPTER 2

保護者の抵抗と医師等、関係者の意識を問う

——優生不妊手術は「やむ得なかった」ですむのか

はじめに

1996年の改定まで、旧優生保護法の下、厚生省統計で約2万5千人が優生不妊手術を受けた。そのうち、旧優生保護法4条と12条に該当する強制不妊手術は約1万6千人とされている。この優生不妊手術問題で核的な機関は優生保護審査会であるが、中心的な役割を果たしたのは医師たちである。本稿では、息子や娘の優生不妊手術に抵抗する保護者の声に焦点をあてながら、医師たちの優生不妊手術に対する発言とともに、知的障害の「遺伝性」がいかに理解されたか問う。また、進行中の都道府県の情報開示と被害者の特定状況を考慮して、謝罪と補償に向けて直面する問題を考察する。

1　障害児者蔑視と保護者および当事者本人の抵抗

優生不妊手術は、身体にメスを入れる行為であり、メスを入れる医師だけでなく、メスを入れられる当事者は、病気でもないのに自らの身体にメスを入れられることを喜ぶはずはない。保護者も、娘や息子に対してメスを入れることに躊躇したことであろう。そもそも、当事者や保護者は、優生不妊手術の必要性を告げられた時、そうした行為が不法でないかといぶかるに違いない。そして、子どもを産まない〝からだ〟にしてしまっていいものかと苦悶したであろう。

例えば、毎日新聞記者・田所柳子は、北海道から開示された記録に、1964年、子どもへの優生不妊手術の必要を告げられた時、保護者が「最初はあまりにショックが強く、医師への不信でもないが、さらに専門のところで的確な判断をほしいと、抵抗した」と書かれた優生保護審査会の記録を読んで泣かされたと報告している（毎日新聞、2018・8・29）。

そして、保護者は、説得されて手術の必要性に同意したとしても、手術が苦痛を伴うものか、後遺症は残らないかを考えるであろう。以下では、新聞報道から当事者や保護者の優生不妊手術に対する思いを断片的ながら抽出してみる。

旧優生保護法によれば、医師が優生保護審査会に申請したとき、申請のあったことを本人に通知して審査へと進む手はずであった。奈良県の開示した資料は、優生保護審査会が審査をすることを知らせたときに、手術を希望しない患者側が書いた優生保護審査会に宛て陳情書が含まれていた。同陳情書には「審査の通知が突然ありました。このような無法な仕打ちに内心驚いている」

「一方的な考えから書類を送られたとしか思えません。一つの無法ではありませんか!」と書かれていた（毎日新聞、2018・6・25）。子どもに優生不妊手術の必要性を説諭されたとき、保護者の最初の反応は、ほとんどが、この奈良のケースと同じであったであろう。

京都新聞（2018・1・26）は、次のような開示文書を報道した。20代未婚女性に対する優生不妊手術申請書に添えて、「先天性精神薄弱」の診断書と「調査」に応じる旨の「承諾書」を添えて、小児内科が滋賀県優生保護審査会に1971年に提出すると、審査会は不法な持ち回り審査で「適」の判定を直ちに下し、本人と親宛てに指定の病院で手術を受けるように通知する。これに対し、保護者が手術を拒否し、期限内に指定の病院に行かず、審査を申請した医師も1か月後に手術中止届を提出する。「農繁期が終われば受ける」「10月ごろにしてほしい」と言い訳をして躊躇する保護者に、「無知と盲愛」とし、「結局は手術を逃れようとしている」「保護義務者のいうままにしていいても時間を徒過するだけ」として、手術を必ず受けるように再通知している（森敏之、2018、京都新聞、2018・1・26）。

これなど、保護者の気持ちなど少しも考慮しないで、何が何でも優生不妊手術を受けさせようとする姿そのものである。また、保護者は、医師の説得を受けた後で、「調査」までは認めながらも子どもにメスを加えることを「躊躇」したと読める。そうした「躊躇」に対して、「無知と盲愛」という言葉を使用するのは、権力者が障害児者を見下し差別しているとしか言えない。行政にいた者や医師たちが、優生不妊手術をがむしゃらに推しようとした背景に、障害児者を見下す姿勢が隠されていたといえる。

北海道や山形では、障害児入所施設が「組織的」に入所児童の優生不妊にかかわったとされる。子どもを入所施設に預けている保護者は、手術の「同意」をどのように受け止めたのであろうか。

山形県では、障害児入所施設に子どもを預けていた母親が、毎日新聞記者の取材に応じて、「入所を続けるには、優生手術を受けてもらわなければならない」と説明され、「生理がなくなれば（世話も）楽になる[1]」といわれ同意書を書くように求められたという。これは、1960年代のことであり、優生不妊手術を引き換えに施設入所の継続を認めるというものである。当時、養護学校がまだほとんど開設されていない中、障害児を抱えた保護者が、家庭での介護に行き詰ったときに頼れる唯一の場所が障害児施設であった。だが、障害児施設はどこもいっぱいで簡単には入所できなかった。

こうした状況下で、障害児を入所施設に預けている保護者は、優生不妊手術と引き換えに障害児入所を確保したのである。このケースでは、母親は「女としてかわいそう」と思ったが、ほかの同世代の女性入所者数人も手術を受けるように言われていたことを知り、「順々に受けるもので、娘を預かってもらうためには仕方ない」と同意したという（毎日新聞、4018・4・16）。

子どもを障害児施設に預けている保護者にしてみると、これは半ば強制的な「同意」といえよう。加えて、「生理の後始末ができない」というのは、「生理の後始末を指導できない」施設側への告発ではなく、「あなたのお子さんは生理の後始末もできない」という保護者への攻め言葉になって、保護者に迫っているのである。そして、その言葉の背景には、子どものためであると論理があったのである。

ここにも、優生不妊手術に「同意」を求める側の「権力」と、障害児を入所施設に預ける保護者の「弱み」があったといえる。そして、その「弱み」は、社会福祉に財源を注がない政府の施策のせいであった。障害児施設側は、県の要請を受けて優生不妊手術件数の増加を図るために、保護者の「弱み」に付け込むだけでなく「生理の後始末もできない」として、手術に「同意」させたのである。

以上は、娘や息子が優生不妊手術を受けた保護者の声の断片であるが、障害児者当事者の叫びは、勇気をふりしぼって訴訟した人たちの声で聴くことができる。「人生を返してほしい」「子どもをうみたかった」「国に謝ってほしい」などが報道されているが、知的障害であるがゆえに、言葉を発することのできない人もいるであろう。また、聴覚障害児などは「手話通訳いれば拒否できた」（毎日新聞、２０１８・６・10）（朝日新聞、２０１８・６・10）と叫んでいるということは、「同意」の有無が問題ではないといえる。とにかく、障害者当事者や家族・保護者が、憲法違反の優生不妊手術を過去に施術されたというだけでなく、今も苦しんでいることが、国家賠償訴訟の原点であろう。

２　医師等の関係者と優生不妊手術

旧優生保護法では、医師は優生不妊手術を申請する役を担っていた。また優生保護審査会は民生委員、裁判官、検察官などで構成され、医師は優生不妊手術の「適」「否」を判定する役割も担う一員であり、さらに優生保護審査会から指定されて執刀するのも医師であった。優生保護審査会に申請する医師は、障害児者施設の嘱託医でもかまわないとされ、精神科医師や小児科医がいたものと推測され、執刀した医師の多くは産婦人科医であったようである。

新聞記者の精力的な努力で開示された資料で、優生保護審査会が杜撰なものであったことが判明している。子宮摘出、卵管焼灼や睾丸摘出などは法的にはできなかったにもかかわらず、実際は行われた。また、厚生省通知で禁止されていた「持ち回り」会議で判定するなどが行われていた。そうしたことを経験した医師は、多分、生存していても当時の状況を口にして語ることはないであろうが、以下では新聞報道された医師たちの発言を拾ってみた。

優生保護審査会の委員を努めたことがある広島県の医師は、記者の取材に応じて「当時は法に従って何の抵抗もなく淡々と審査した」「(委員側から)疑義の提示はほとんどなかった」と優生保護審査会審議の実態を語り、一方で、「患者に対する医師からのインフォームドコンセント(説明と同意)が当然だった。それがなかったのは問題だ」とも述べたという(河北新報、2018・5・8)。

確かに、当時、インフォームドコンセントの考えはなかった。同じような発言を北海道で執刀した医師がしている。この医師は、知的障害があり耳も不自由だったため、自分の意思を言葉で発することができなかった女性を、両親から相談を受けて優生保護審査会に第4条に基づき強制優生不妊手術を申請した上で執刀している。その医師は、「子供がいない女性に、本人の同意がないまま不妊手術をすることなど、今の時代ならあり得ない」「やむをえなかった」「この女性のような人が妊娠。出産しても、国や社会が面倒を見られる仕組みが整っていれば、話は違っていた」と話したという(朝日新聞、2018・4・22)。

この医師は、当時、インフォームドコンセントのなかったことを含めて、「社会福祉の貧困」のために優生不妊手術を行ったというのである。「社会福祉の貧困」を理由にする人は少なくない。強制不妊手術の最多の記録をもつ北海道で手術にかかわった男性婦人科医は、朝日新聞の取材に対して、「喜んで不妊手術をする医師はいない」と語り、続けて「(障害のある)子の将来を心配する親の思いを受けたのではないか。当時、障害のある子が生まれると親だけで世話をするのはとても大変だった。審査会の決定を受け、やむを得ず執刀した産婦人科医はおおかったのではないか」と語っている。この医師は、生理の後始末を自分でできない娘をもつ両親の依頼で執刀したのであった。

旧優生保護法の下、数多くの優生手術の執刀経験をもつ東京都産婦人科医は、医局の研修生だった20~30代、静岡や名古屋の病院で月1回程度手術を担当し「約10年間執刀した」という。そして、「現在の医学の見地からすれば、9歳の女児に不妊手術を施すのは非常識だ」としながらも、「当時は法律に基づき手術をせざるをえなかった」(毎日新聞、2018・1・30)「戦後の人口過多や食料難の時代、障害のある子を持つ親が疲弊する姿もあちこちにあった」(毎日新聞、2018・3・30)と話している。読売新聞(2018・5・6)も、同じことをいう医師のことを報じている。同報道によると、北海道の男性産婦人科医は、読売新聞記者に対して、旧優生保護法は「人権を無視した法律であり、福祉の未熟さの記録でもあった」と述べたという。

医師たちの発言を読んでいると、今の時点から振り返ると、非常識であったが「法律があり」、また「社会福祉の貧困」状況があり、保護者や家庭のことを考えると致し方なかったと要約できよう。しかしながら、「法律があったから」というのに対して、それは憲法違反の悪法ではなかったかと反論できる。そうでなくとも、毎日新聞記者・日下部元美は、「国家が優生思想に法律というお墨付きを与えた時、あってはならない人権侵害が〝正義〟とされ、正当化された」（毎日新聞（2018・8・3）と言い、その言葉に不信を表している。新しい憲法に規定された人権が、旧優生保護法という法律により侵害されることが公然と許され、それが「正義」とされてしまったのである。

さらに、「社会福祉の貧困」状況下で、保護者や家庭でのケアのことを考えたら致し方なかったという言い訳は、「社会福祉の貧困」は確かであり、「高度経済成長なくして、社会福祉なし」を公然と叫ぶ政府の施策を許容した社会的背景があるものの、前述したとおり、保護者は安易に子どもへの手術を認めたのではなく抵抗し、やむ得ず「同意」したことを想起すべきであろう。「子どものため」という論理に保護者が弱いのは世の常である。もちろん、社会が医師の行為を容認する状況が存在したことは確かである。

―3―「遺伝性」はいかに理解されたか

旧優生保護法は、「優生上の見地から不良な子孫の出生の予防する」（第1条）というものであった。そして、そのために、遺伝性の疾患を別表として示していた。「遺伝性精神薄弱」も「不良な子孫」を生むものとして、強制不妊手術の対象とされた（第4条および第12条）。それでは医師たちは、「精神薄弱」の遺伝をいかに判断したのであろうか。知的障害を確認するためには知能検査などが必要になるが、医師がそれを施行したとは想像しがたい。「見た目」と印象で恣意的に判定したのではないか。

また、医師が強制不妊手術対象者を都道府県の優生保護審査会に申請し、そこで手術の「適」「否」を判定するのであるから、優生保護審査会は、いかなる根拠をもとにして「遺伝性」を判定したのであろうか。さらに、旧優生保護法第3条の任意の「同意」に基づく優生不妊手術についても、「遺伝性」疾患が、その対象であったから、第3条による任意の優生不妊手術の対象である「遺伝性精神薄弱者」の判定も問題になる。(2)

知的障害はその公的定義がいまだ存在しないが、病理の確認できる病理型と病理の確認できない型に古くから2分されて議論されてきた。今日では、状態像として把握する考えが有力となり、原因を問わないで知的障害状態にあるとき知的障害者と認定し、その状態は個別的知能検査結果の低位と社会的適応不良の状態とされているが、当時、つまり、1960〜70年代においては、「精神薄弱」は、通俗的理解は別にして、学術的にいかに理解されていたかが問題になる。その点を明らかにするために1952年の文部省発行「特殊教育資料」を読むと、「精神薄弱児の鑑別」として次のように書かれている。

「精神薄弱児を診断したり区分したりする場合に、我々はまず鑑別の基準を設定しなければならない。しかし、この問題は、非常に困難な問題であって、わが国では今日でもいまだこの基準の設定を見ていない状態にある。ところが、我々が精神薄弱児とか精神遅滞児という言葉を使用する場合、その使用する者の立場によって可成りに多くの幅をもっている。これはこの言葉が、もともと絶対的なものでないからである」

文部省発行文書は、このように述べながらも、またＥ・Ａ・ドルによる、知能検査だけでの「精神薄弱判定」批判を紹介しながら、「一般にも広く行き亘っている基準」として「社会的基準（社会的に無能力であるか否か—筆者補足）」をあげつつ「文化的要素」「家族歴及び生育歴、遺伝歴」「身体状況」などを鑑別基準として挙げている。(3) そして、「ち恵の遅れは６割以上が出生前の先天性の脳その他の異常によって起ると言われている」としていることである。

そして遺伝性は「劣性のものと考えられている」と説明してもいる。この文部省文書後の１９６１年には、文部省は『わが国の特殊教育』で、「遺伝の占める割合はしだいに小さくみられるようになってきている」と書いている。すなわち、１９６０年になる以前に、教育界では「精神薄弱」は、遺伝しても劣性であり、遺伝原因の「精神薄弱」は多くないという認識が教育分野では成立していたといえよう。

しかるに、こうした認識は厚生分野では、それから10年以上も経過した後であったようである。その間、北海道では、知的障害者の家族を含めた病歴や性格を調べる遺伝調査も実施されていたという（吉田隆久、２０１８）。この種の調査で「遺伝性」が確認できたのかは怪しいといえる。鳥取の開示資料には、優生保護審査会の場で「遺伝性」が話題になり、「この程度の遺伝調査では人権擁護の観点から問題だ」「あまり厳密に考えないほうがいい」などの意見があったと書かれ、対象者の「遺伝性」を確認することはあまりなかったといわれる（毎日新聞、２０１８・６・25）。これが、真実だったのではないであろうか。

それにしても厚生省が、優生不妊手術対象者の「遺伝性」が学問的な根拠に欠くかもしれないと言い出したのは、1973年の厚生省公衆衛生局長・加倉井駿一の講演だったといわれる。局長は、優生保護法指導者講習会で「優生保護法の適正なる運用」をテーマに講演し、その内容が1974年7月発行の日本医師会雑誌に掲載されている。

局長は、「精神病」「躁うつ」などを例にあげて「医学的な統一的見解が現在のところまだ確立しておらない」と指摘し、「遺伝性かどうかという臨床的な認定は非常に困難ではないか」と述べていた。また、「遺伝性精神薄弱」ついても、学界で統一の定義がなく、「学問的に非常に問題がある」として、専門家からさまざまな批判をもらうべきであるとした（加倉井駿一、1974／毎日新聞、2018・6・4／朝日新聞、2018・8・18／河北新報、2018・7・11）。

旧優生保護法の根幹をなす「遺伝性」に関して、それが科学的根拠を1960年代にはなかったにもかかわらず、国は、優生保護法が母体保護法に改定される1996年まで、法改定をしなかったとしかいえない。少なくとも、知的障害について、社会通念としては違った見方が流布していて[4]、それが支配的であったかもしれないが、学術的には、その「遺伝性」の認識が教育界に限定されていたとは考え難い。

4 国家賠償訴訟の直面する課題

今も2018年1月30日に起こされた国家賠償請求訴訟の裁判は続いている。多分、長期にわたる裁判になるものと思われる。当初、国は旧優生保護法の合憲性に関しては認否を明らかにしなかったが、3月の国会で、厚生労働省子ども家庭局長が「(旧法成立の)1948年時点で、憲法には違反しないとの判断の下に国会で議員発議により可決成立した法律である」として合憲性を主張した。国は優生不妊手術が「当時は合法であった」という立場を維持し続けていたが、仙台地裁の裁判長は仙台地裁での訴訟(6月13日)の口頭弁論で「合憲か違憲かの判断を回避するつもりはない」し、国側に対して見解の提出を求めるに至ったという。しかるに、今日では、国は違憲性について見解を示さない方針と報道されている(河北新報、2018・7・24)。

他方、国会では、超党派の議員連盟と自公両党のプロジェクトチームが結成されて、裁判所の司法判断を待たないで救済と賠償を行う方向が規定路線となりつつあり、救済法案を2019年の通常国会に提出する予定であると報じられている。しかしながら、新聞報道によれば、「同意」に基づく優生不妊手術をめぐり、与野党間に温度差があるという。

旧優生保護法では第3条で任意の「同意」による優生不妊手術を認め、第12条で非遺伝性の「精神薄弱」等の疾患について「同意」を求めていた。だが、実態としては、「同意」の有無に関係なく強制された例も少なくないとされている。この「同意」を巡って、補償や救済は「あくまで手術を強制された場合に限るべきだ」との意見もある。

この点に関して、毎日新聞社説（２０１８・５・13）は、「独立性の高い第三者委員会を設置し、国会や政府の責任についても検討すべきである。形式的な調査と補償では真の被害救済にはならない」と主張している。旧優生保護法は超党派の立法であったことを考えると、また旧優生保護法が母体保護法に改定されたあと、国連が強制不妊手術被害者への補償を勧告したのを無視してきたことを考えると[5]、立法府がその歴史的経過に責任をもって調査できる立場にはないと考えられる。

超党派の議員連盟や自公のプロジェクトチームといえども、旧優生保護法にまつわる国家の犯罪を調査するのに不適任と考えられる。そこに第三者委員会を立ち上げて、国会や政府の責任を含めて検討すべきであるという意見が生まれているのである。

第三者委員会は、ハンセン氏病の和解プロセスの中で立ち上げられた検証会議のことである。旧優生保護法を振り返ってみると、旧優生保護法は優生不妊手術の対象者としてハンセン氏病を規定していた。そして、それに基づき断種手術が行われたというのが歴史である。そのことを考えると、ハンセン氏病者の国家賠償訴訟が闘われているとき、ハンセン氏病以外の障害児者等への優生不妊手術も同時に俎上にのせて議論されるべきであったと思われる。だが、それが行われなかった。このことを考えると、今回の国賠訴訟は、ハンセン氏病時の闘いの再現と考えてもよい。そう考えると、ハンセン氏病の和解プロセスの中で立ち上げた検証会議と同じ第三者委員会を、今回の優生不妊手術問題においても立ち上げるべきであると考える。

「ハンセン氏病問題に関する検証会議が先例として参考になる」と藤野豊（藤野豊、２０１８）はいう。藤野豊は、ハンセン氏病問題の検証会議の委員も務めたことのある人であるが、彼は、国から独立した第三者機関が立ち上がった時、取り組むべき課題として次の5点を指摘している。その一つは、優生不妊手術に関する自治体の資料を総合的に点検して、法の運用実態、手術の被害実態を解明すること、その二に、法的には任意であっても実際は強制に等しいかたちで実施された不妊手術の実態を調査すべきであるということ、第三には、優生不妊手術を維持させた世論形成がされるなど、社会全体の責任を明らかにすること、そして、第四に、なぜ新憲法の下で存続したのかが検証されるべきであり、最後に、第五には、優生思想そのものの検証が必要であるとした。

ところで、「真の被害救済」のために大事な問題は残されている。しかし、補償と救済にとって大きな問題は、補償と救済の対象をいかに定めるかである。厚生労働省が都道府県などに対して行った調査で、手術実施の記録のうち個人名の残っていたのは2万5千人になるものの、これは全体の9割弱は個人が特定されなかったことになる。また優生不妊手術の関する資料の保存状況が各自治体で異なった。

加えて、厚生労働省が都道府県を通じて、民間の医療機関や福祉施設などにカルテなど、個人情報の保管状況を確認している（7月13日付）が、医療機関などは膨大な量になり、業務中断してまで調べられないなどの不満がでており、専門家は全国調査がなおざりにおわる可能性があり調査の実効性を疑問視し、宮城県などは「きちんと調査するには特例法などを整備して都道府県に調査権限を与えるべきである」という（毎日新聞、2018・9・18）。こうした状況を踏まえるなら、ハンセン氏病問題のときと同じように検証会議／第三者機関（委員会）を立ち上げる時期と考える。

このまま被害者対象の特定化が進まないと、その決定には、国家賠償の対象者決定に地域間差がでる恐れがあり、「記録のない者」が泣くことにならざるをえない。今日、160の地方議会が「意見書」を議決していると報じられている（毎日新聞、2018・9・12）。優生不妊手術という国策の実行役を担った地方が、「一日も早く政治的および行政的責任を実現すべきである」（宮城県議会）という。その重さは大きなものがある。

そればかりか、優生不妊手術が国策として遂行されたことから、国家の責任を問わない賠償以外にありえないと考えられるが、被告・国は、国の責任を不問にした見舞金とか、人権侵害に対する見舞金などを考えているのかもしれない。

2018年9月28日、全国優生保護法被害弁護団は、「子宮摘出など法を逸脱した手術や法所定の審査手続きを経ない手術なども対象にすべきだ」とし、行政から独立した「第三者機関」を設置し、柔軟な認定基準の下、救済と賠償対象を確定し、被害者となった可能性のある人に通知すべきであるなどとする制度案を弁護団声明として発表した。

注

(1)「生理後始末ができない」という言葉は、保護者に優生不妊手術の「同意」を求める際に、使用されたようである。当時（1963年）の東京大学で特殊教育の研究家であった三木安正なども、知的障害児が結婚して子どもが生まれても養育できないとして結婚に反対していた。

(2)吉田隆久（2018）によると、1953年9月の道が精神科病院と知的障害者施設に宛てた通知があり、それによると、施設規模に応じて申請者数を決めて、申請書の提出を促していたとされる。また「遺伝性」か否かが不明なケースについては、保健所で調査するので申請を控えないようにするようにとも書かれていたという。

(3)米国では、1958年にヘバー定義といわれる知的障害定義がアメリカ精神遅滞者協会で採択されて一般化した。それによると、知的障害は状態像であるとされた。状態像として把握する知的障害定義は、今日においても、最も普及した定義といえる。なお、ドルの知的障害定義を含めて、知的障害がいかに理解されてきたかについては、清水貞夫・玉村公二彦著「知的障害概念の成立過程に関する研究」(奈良教育大学紀要)および「20世紀前半における「精神薄弱」概念」(奈良教育大学紀要)を参照されたい。

(4)1971年2月18日付朝日新聞では、中学校の「保健体育」の教科書に、精神薄弱の遺伝を強調したり、非行と結び付けて差別をひろめる記述があるとして問題提起している。同紙は「遺伝によるもののほか……」あるいは「生まれつき」などと表記しているという。「生まれつき」は、厳密には出産後であり「遺伝」とは同義語でない。そして、「高木俊一郎さんは、あらゆる面から検討して、総合的に見ないと、その子の知恵遅れが遺伝のものかどうか言えない。つまり、知恵遅れといえば、すぐその家の“血”がうわさされる偏見がある場合、そのこと考えないで、学問的にはっきりしないことをありのままの表現で書くことに問題がある」とした。なお、朝日新聞は「知恵遅れの発生原因は、むかし遺伝が多いと考えられていた。原因がはっきりしないと、遺伝でかたづけられることが多かった。だが、医学の進歩でいままで遺伝と考えられていたもののなかに実は妊娠中の障害によるものが多いことが分かってきた」とも記している。

朝日新聞の報道は、1971年において、社会通念的には、知的障害が遺伝性として考える考え方が残っているが、学問的には否定されていることを伝えていることを報じ、当時の保健体育教科書を批判しているのである。

(5)1998年に、国連の人権規約委員会が強制不妊手術の対象者に法律で補償を受ける権利を規定するよう勧告。2014年6月には、国連人権高等弁務官事務所など国連の7機関が、合同で「強制的な、強要的な、そうでないとしても非自発的な不妊手術（断種）の根絶」という声明文を発表し、「完全で自由なインフォームドコンセント」のない状態で行われる不妊手術をなくすために各国が努力することの重要性を訴えた。2016年にも、国連の女性差別撤廃委員会が被害規模の調査や、補償などの法的救済を勧告していた。

〈引用・参考文献〉

(1)朝日新聞（2018）「強制不妊　医師は語る――51年女性手術『今ならゆるされぬ』」4月22日
(2)朝日新聞（2018）「『遺伝疑問』後も強制赴任、旧厚生省局長73年に見解」8月18日
(3)加倉井駿一（1974）「優生保護法の適正なる運営」『日本医師会雑誌』第72巻第1号、pp. 22-29
(4)河北新報（2018）「矯正不妊『国に落ち度』元審査委員　補償の必要性主張」5月8日
(5)河北新報（2018）「担当局長73年に疑問視――有識者も『人権侵害』指摘」7月11日。
(6)河北新報（2018）「旧優生保護法訴訟　国、違憲性見解示さない方針」7月24日
(7)京都新聞（2018）「強制不妊手術拒む家族悔蔑　旧優生保護法下の開示文書」1月26日
(8)東京新聞（2018）「障害児施設に積極的要請――1951年、北海道『強制不妊手術は簡単』」4月5日
(9)藤野　豊（2018）「強制不妊手術の検証に向けて――国から独立した第三者機関設置の必要」新聞研究、No.805、2018-08、pp. 24-27
(10)毎日新聞（2018）「強制不妊手術9歳児も　未成年者半数超」1月30日
(11)毎日新聞（2018）「国は早期に謝罪と補償を」2月20日
(12)毎日新聞（2018）「執刀は『時代の要請』」3月30日
(13)毎日新聞（2018）「強制不妊　沈黙やぶる医師」2月20日
(14)毎日新聞（2018）「道　施設に強制不妊促す――1951年通知　手術急増」4月5日

(15)毎日新聞（2018）「強制不妊　山形で集団手術――60年代　施設、同意要求」4月16日
(16)毎日新聞（2018）「社説・歴史的経緯の検証も必要」5月13日
(17)毎日新聞（2018）「『おかしい』しかし……手術は断行された」6月25日
(18)毎日新聞（2018）「旧優生保護法下の人権侵害」6月27日
(19)毎日新聞（2018）「自分にもある優生思想」日下部元美記者、8月3日
(20)毎日新聞（2018）「旧優生保護法　救済に転じた北海道」田所柳子執筆、8月29日
(21)毎日新聞（2018）「160地方議会　意見書」9月12日
(22)毎日新聞（2018）「強制不妊記録　厚労省、調査徹底できず―病院『膨大で不可能』」9月18日
(23)森　敏之（2018）「命がありのまま歓迎される世の中に――福祉や教育の充実願う思いに耳をすます」新聞研究No.805、2018-08、pp.16-19
(24)文部省（1954）『特殊教育資料』初等中等教育局編集
(25)文部省（1961）『わが国の特殊教育』広報資料18
(26)山形新聞（2018）「不妊手術記録94人分――県が障害児3施設調査」6月15日
(27)吉田隆久（2018）「全国最多の〝なぜ〟開示資料で探る――1万枚が語る北海道の優生思想」新聞研究No.805、2018-08、pp.14-15
(28)読売新聞（2018）「強制不妊『福祉の教訓』」「執刀の医師『障害者に理解あれば……』」5月6日

CHAPTER 3 宮城県の「愛の十万人運動」と優生思想

1 強制断種に対する国家賠償訴訟

2016年7月26日に起きた神奈川県・津久井やまゆり園事件では、植松聖なる人物が、知的障害者19人を殺戮し、26名に重傷をおわせた。これは、彼がナチ政権下での人種主義と結合した優生学の名の下で行われた障害者安楽殺をまねて実行したものである。この肝胆を凍えさせる事件は、ドイツの優生思想の過去を改めて再吟味し、その普及と人種思想との結合がいかになされたかを究明されなければならないが、日本においても、優生思想が疑問もなく普及した時期があったことも忘れてはならない。

—1—「国民優生法」から「優生保護法」へ

日本においては、第二次世界大戦前、1940（昭和15）年に「国民優生法」が制定された。しかし、同法は実効性をほとんどもたなかったことが知られている。それは、当時は「産めよ増やせよ」の時代であり、家族的国家観とも矛盾したからである。第二次世界大戦の敗戦後、同法は1948（昭和23）年に「優生保護法」と名前を変えて、遺伝性疾患の患者だけでなく、ハンセン氏病、遺伝性以外の精神病や精神薄弱などの人たちも強制断種の対象にした。本人の同意のない強制優生手術は戦後に合法化されたのである。

敗戦直後、人口過剰問題が強く意識され、「人口問題研究会」の建議を受けて、「実績のあがらないのは任意だから」として強制性が付与されたといわれる。そして、同法の下、強制不妊手術された障害者は約2万5千人にのぼるという（日弁連の推定では約5万8972人）。「逆淘汰」を防ぐために弱者を減らそうとする優生思想は、障害児施設等で生活する障害児を優生不妊手術の対象にしたのである。そして、優生不妊手術は、全国的には1965（昭和40）年前後をピークにして、1996（平成8）年に「母性保護法」に変更されるまで続いた。同年に「優生保護法」は、ハンセン氏病者や障害者の同意なしの強制断種手術、胎児条項など優生に関する条項が削除された。

2 障害者問題の顕在化

「優生保護法」下の優生不妊手術は、障害者施策が動き出した時期と連動していた。敗戦後の障害者政策は、人口構成が多産多死から少産少死へ、欧米諸国に比して急激に変化しつつあった高度経済成長にはいり、専業主婦化の進行と家庭の環境変化により在宅介護機能の弱体化が進み、スモンやサリドマイドの薬害等の被害者をはじめとして、脳性マヒ児者、筋ジストロフィー児者、重症心身障害児者、重度・重複障害児者などへの社会的対応の必要性が顕在化し、障害者に対する福祉施策の抜本的充実が、政治的に求められた時期に本格化した。そして、障害児にかかわる心中・自殺・殺人・事故死などが多発していた[(1)]。

その時期、政府は、障害者施設の整備に予算をつけざるを得ない状況に直面しながらも、その予算は乏しく、社会保障関係経費の節減を余儀なくさせられていた[(2)]。そして、精神薄弱児関係では、精神薄弱児通園施設の制度化（1956〔昭和31〕年）や国立秩父学園の開設（1958〔昭和33〕年開設）、島田療育園（1961〔昭和36〕年開設）ならびに国立高崎コロニーの設置（1971〔昭和46〕年入所開始）がありながらも、これらは、障害児親の会など関係者の要求運動により実現したものであり、障害児は、就学児、就学猶予・免除での在宅児、施設への措置児に分化されつつあった。

ところで、2018年1月30日、旧優生保護法下で知的障害者に強制された不妊手術は、個人の尊厳を保障する憲法に違反するにもかかわらず、日本政府と国会が救済を放置し続けたとして、損害賠償の裁判を宮城県女性（60歳）が起こした（河北新報、2018・1・31）。河北新報の報じるところによれば、女性は15歳のときに「遺伝性精神薄弱」を理由に強制不妊手術を受け、子どもを産めない〝からだ〟になったことを敬遠され縁談が破談になるなどしたとされる。

また、同日付の毎日新聞は「宮城県で1963〜81年度に手術を受けた記録が残る男女859人のうち、未成年者が半数超の52％を占めていたことが判明した。最年少は女児が9歳、男児が10歳で、多くの年度で11歳前後がいたことが確認され、妊娠可能性が低い年齢の子どもにまで手術を強いていている実態がわかった」（毎日新聞、2018・1・31）と伝えている。

なお、新聞報道によると、記録上で宮城県が北海道についで多数の断種手術が行われたとされる。この国家賠償訴訟は、当時の優生断種を当然視する社会の時代精神を告発しているとともに、障害者施策を告発しているといえる。なお、この国家賠償訴訟は、宮城県議会で議論となり、優生手術を受けた当事者に謝罪や補償をすることを国と県に求める意見書を採択されるまでになった（毎日新聞、2018・2・16）

この国家賠償訴訟は、わが国の敗戦後における優生政策の展開の検証を促している。しかしながら、高度経済成長期の地方レベルでの優生政策の展開を論じたものは寡聞ながらあまり存在しないように思う。以下では、この時期に宮城県で展開した「愛の十万人（県民）運動」を記述する。

この「県民運動」は、障害児施設の開設や特殊教育の整備を求める障害児を抱えた親たちの運動が、優生政策にからみとられて一体化される過程の運動であった。それは、後進地とされる東北の宮城県での事例であるが、当時、障害児施策と優生政策がいかにしてドッキングしたかを知ることのできる事例であろう。また神奈川県・津久井やまゆり園事件は、障害者の優生思想のもとにした障害者抹殺あり、ナチ政権のもとでの優生学と人種主義が一体化したホロコーストの先駆けであった。

「愛の十万人（県民）運動」は、こうした過去の事実を、私たちが振り返るときの一つの視点を提供してくれるように思う。津久井やまゆり園事件のような事件を二度と起こさないために、私たちは、日本における敗戦後社会で隆盛を極めた優生運動から学ぶものを引き出すべきであろう。

2 宮城県の「愛の十万人（県民）運動」のはじまり

—1— 亀亭園の火災

宮城県における優生運動と障害者施設づくりの結合した「愛の十万人（県民）運動」は、当時、仙台市内向山の地に立地していた宮城県立精神薄弱児施設・亀亭園の火災を契機にしている。亀亭園は浮浪児や戦災孤児、海外からの引き揚げてきた子どもなどが、児童福祉の主要なテーマであり続けた1950（昭和25）年4月30日に開設した。それは公立の精神薄弱児入所施設としては比較的古く、入所児童は、生活困窮家庭で養護の困難な精神薄弱児が優先され、それに加えて非行、万引き、盗食などを常習とする「軽度」（魯鈍《ろどん》レベル）の精神薄弱児などであった。

亀亭園の特色は、他県の精神薄弱児入所施設が比較的「軽度」児を優先させて入所させた施設であったのに対して、比較的重度・最重度の子どもを優先させていた施設というところにあった。そして施設長は、東北大学医学部精神科から赴任した山本武良であった。当時、入所施設は福祉機能と教育機能を果たすことを求められたことから、亀亭園は、入所児童の養護とともに子どもたちをクラス分けして「指導」も行っていた。

そうした宮城県唯一の精神薄弱児施設・亀亭園が、入所児童の火遊びが原因となって、1956（昭和31）年12月11日に、全焼したのである。3名の入所利用者が死亡した。宮城県は、さっそく知事を中心にして再建のあり方を協議する。また県職員から衣類などを集めるとともに、一部児童を親元に戻し、38名を教護院・修養学園と園長官舎に収容する。同時に、知事夫人たちの「母親グループ」が、亀亭園の再建のために募金活動に立ち上がった。県財政の緊縮を迫られていた知事も、「母親グループ[3]」の意向を汲んで、県民の募金で亀亭園再建する方針を発表する。だが、異論が議会筋から出て方針変更を余儀なくされ、知事は前言を翻すことになる。

そうした中、宮城県児童福祉審議会が開催された。同審議会は、失火全焼は亀亭園による軽度から重度の精神薄弱児までを混合処遇であったことに根本的な原因があるとして、亀亭園の再建とともに新施設を建設して分類処遇を行うのが望ましいとした上で、新施設建設のためには、募金を県民から募るべきであると答申する。宮城県は、児童福祉審議会の決定に従い、新施設の建設と亀亭園の再建をめざすことになる。宮城県自らが募金を県民に呼びかけるわけにいかないため、宮城県精神薄弱児福祉協会が結成されることになる。この宮城県精神薄弱児福祉協会が、「愛の十万人（県民）運動」と呼ばれる運動団体であり、募金の受け皿でもある団体となったのである。

2　宮城県精神薄弱児福祉協会の組織

同協会の発会式は、1957（昭和32）年2月に、宮城県PTA連合会、宮城県社会福祉協議会、宮城県小・中学校長会、宮城県特殊教育研究会、宮城県教職員組合、宮城の手をつなぐ親の会や肢体不自由児協会など、各種団体・組織の代表約200名が集まり盛大に行われた。宮城県精神薄弱児福祉協会の会長に推挙されたのは、東北電力社長・内ケ崎贇五郎である。そして、発会式で確認された同協会の趣旨／目標は、下図のとおりである。

同協会の「規約」「役員」及び「趣意書」（宮城県青少年問題協議会発行の『精神薄弱児――青少年指導指針第8集』（pp. 45-57）にも再録されている）によると、事務所は宮城県社会福祉協議会（1950［昭和25］年設立）内におかれ、郡市に支部、町村に分会をおくとされている。「趣意書」には記載されていないものの、宮城県精神薄弱児福祉協会の顧問には、宮

1 県民の中に精神薄弱児をしあわせにする考えをひろめる
2 精神薄弱児のいろいろな施設を整備してやる
3 特殊教育を盛り上げる
　①特殊学級をもっとふやす
　②特殊教育研究の仕事をたすける
4 優生保護の思想をひろめ県民の資質をたかめる

〈役員〉
会　長／内ケ崎贇五郎（亘北電力社長）
副会長／薄田　清（地域婦人団体連絡協議会会長）
〃　／佐藤　惣治（宮城県教職員組合委員長）
〃　／岩本　正樹（肢体不自由児協会会長）
事務局／福田　健夫（宮城県鹿島台小学校長）
理　事／八木洋太郎（宮城県PTA連合会長）
理　事／皇　晃之（宮城県特殊教育研究会長）
理　事／大坂　鷹司（宮城県社会福祉協議会理事）
理　事／野路　清蔵（宮城県手をつなぐ親の会長）
理　事／阿部　哲男（宮城県医師会長）
理　事／芳賀　直義（宮城県教職員組合教文部長）

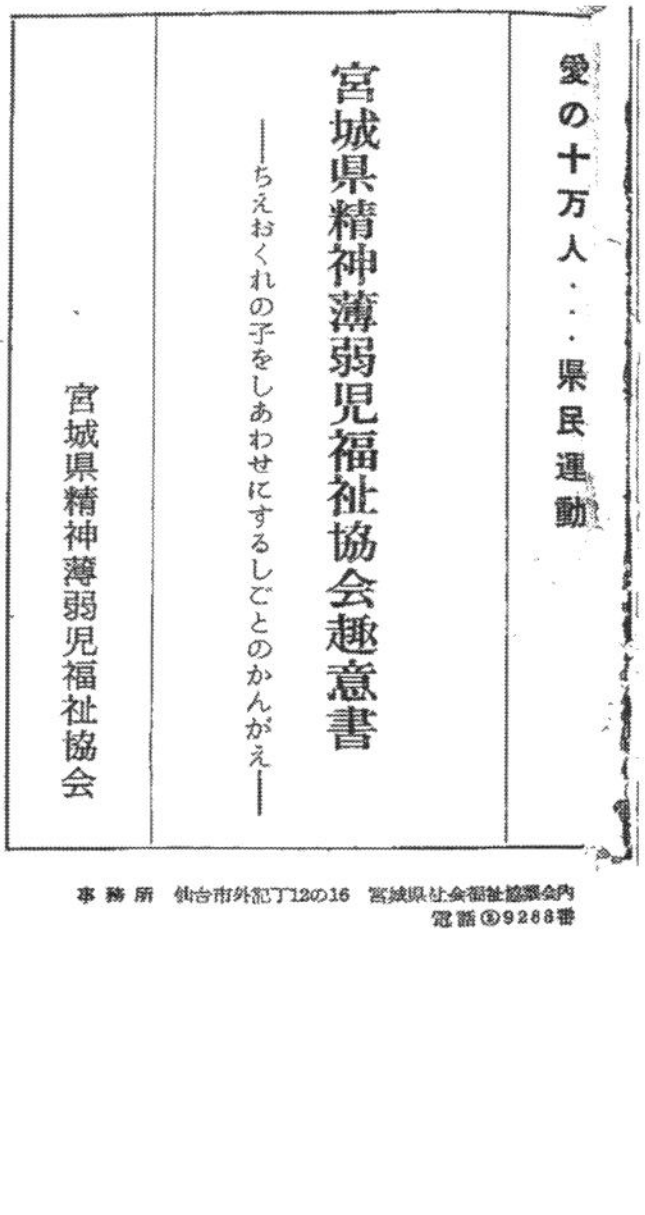
愛の十万人・・・県民運動
宮城県精神薄弱児福祉協会趣意書
――ちえおくれの子をしあわせにするしごとのかんがえ――
宮城県精神薄弱児福祉協会
事務所　仙台市外記丁12の16　宮城県社会福祉協議会内
電話③9288番

城県知事・大沼康や仙台市長・岡崎英松、宮城県教育委員会委員長や宮城県教育長、宮城県選出衆・参議院議員全員、宮城県および仙台市議会議長などが就任している。ここには、政権党与党か野党かに関係はないばかりか、宮城県や仙台市の幹部が丸抱えで活動が組織されたのである。

そして「趣意書」では、県民に対する訴えが次のようにされている。

―3―「県民運動」の「趣意書」

まず初めに、「県民の中に精神薄弱児をしあわせにする考えをひろめる」については、宮城県内に約3万人の精神薄弱児がいると考えられ、そのうちで特別な施設以外では、どうしても指導できない子どもは、児童相談所が検査対象にした916名の数倍になると指摘している。そして、彼(女)らは50~60名を抱えた学級担任では、かまってやることができない、悪事をなして少年院に入ると年間十万~15万円の税金がかかるとし、「知恵の遅れた子供をしあわせにしてやることは、よい社会をつくる一番の近道です。教育も向上していきます。犯罪もへります。さいわいにして自分の子供が正常であったことを感謝する気持ちがあったら、知恵の遅れた子どもたちのしあわせを考えてやることが、県民の気高い義務ではないでしょうか」と訴えている。

また「精神薄弱児のいろいろな施設を整備してやる」では、「亀亭園には、その三種類(白痴、痴愚、魯鈍)がごっちゃに入っているのですから、教育どころの話ではありません。保母さんは、ただ本当につかれているばかりです。亀亭園の保母さんに病人の多いのはここに原因があります。ですから、本当に効果をあげるためには、どうしても白痴と、痴愚、魯鈍と、この三つのクラスに分けて収容しなければなりません」と述べて、亀亭園の分類収容化と新施設の必要性を訴えている。保母の補充や亀亭園の環境整備を訴えることもなく、分類収容のために「魯鈍級の施設ができれば、学習のさまたげになる知恵遅れの子どもはどしどし収容できます。先生方にとって実質的な定員増加と同じ効果があるわけです。ただ単に精神薄弱児の施設をつくるというのでは意味がありません」という。

さらに「特殊教育を盛り上げる」では、「市町村毎に、せめて、小中校に一つずつ特殊学級をもちたい」し、「宮城県内に特殊学級ができないのは県財政の苦しさもありますが、そのもっとも大きな原因は県民の精神薄弱児にたいする関心のひくさにあります」と言い、宮城県民の意識の低さを問うている。当時、宮城県内で最大の人口集中都市・仙台市には、精神薄弱特殊学級は存在していなかった。

最後に「優生保護の思想をひろめて県民の素質をたかめる」では、「受胎調節や家族計画の思想が普及して、県の人口はだんだん増加の速度を落としております。それなのに精薄の家庭は全然へっていません。悪貨が良貨を駆逐しておるのです。このままで過ぎていったら宮城県民の質はだんだん低下していくでしょう」と警告し、遺伝性精神薄弱の根絶のための優生手術の実施を「宮城県百年の大計として民族の再建を考えるなら、どうしてもやらなければならない仕事です」と意義を強調する。

ナチは、優生思想を人種主義と結びつけて、アーリア人種の劣化を恐れて障害者の「安楽殺」を行ったが、「安楽殺」を口にはしていないが、それと同じような思想で「宮城県の質」が問題にされているのである。当時、優生思想は社会的に否定的に理解されていなかったという事情があるものの、「趣意書」の記述は、精神薄弱児施設建設、特殊教育推進、優生思想普及を一体化して把握し、上からの目線で県民ないし民族の素質を大上段に問題にしている点で、一昔前の思想を開陳しているといえる。

「趣意書」は、こうした「四つの仕事」の内容と訴えをもとにして、「私たちの心からの願いは、四つの仕事を、県民の下からもり上る愛の運動として、純然たる民間の協力でやりとげたいと思うのです。十万人のお父さん、お母さま方が、小さな浄財を出し合って、宮城県精神薄弱児福祉協会の会員になってくださるならば、たやすくできる仕事なのです。そしてこれは、日本でも最初の人間愛にもとづく県民の大きな運動であります」と結んでいる。

「趣意書」の内容には、表面上は亀亭園の再建あるいは新施設の建設など、「県民運動」のターゲットとなる具体的事項は存在していない。存在するのは、「精神薄弱児の幸せ促進」であり、「障害児施設や特殊教育の環境整備と促進」、それと結びついた「優生思想の普及」であった。そして、こうした広大で曖昧模糊とした目標のために寄付を募るということだったのである。それは、精神薄弱児を「薄幸の子ら」と一面的に把握して、それに対する県民の「愛情と関心」をたかめ優生思想の普及を図るものであり、精神薄弱児への「愛情と関心」というオブラートの下で、優生思想の徹底を図る計画と考えてもよい。

3「愛の十万人（県民）運動」の実際

―1― 募金活動

こうした趣旨のもと、「愛の十万人（県民）運動」は、一口百円、計1000万円を集めるという目標で出発した。宮城県の総人口は1960（昭和35）年で約174万人であり世帯数は、約34万であった。当時、多くのサラリーマンの月給は6～8千円と推量されている。ちなみに、『厚生白書』（昭和36年度版、全頁469＋α）は定価350円と価格がついている。この数字から考えると、十万人から100円の募金をするということは、そう簡単なことでなかったと思われる。

宮城県精神薄弱児福祉協会は子どもの教育や福祉にかかわる各種団体が、ことごとく参加する〝よりあい所帯〟として新しく俄かに組織されたものであり、それが「県民運動」を担う主体になり得たのかは不明確である。端的に言えば「県民運動」になり得なかったものと考えられる。宮城県精神薄弱児福祉協会に参加した各種団体は、それぞれが独自の目的で活動を展開する団体だった。しかしながら、宮城県および仙台市の精神薄弱児育成会／手をつなぐ親の会（1955〔昭和30〕年に仙台市手をつなぐ親の会結成、1956〔昭和31〕年に宮城県手をつなぐ親の会結成）は別である。

2 精神薄弱児育成会

精神薄弱児を抱える親たちは、自らの組織の拡大をはかりつつ、行政に子どもたちへの対応を求めていた。その親たちは、「軽いものには社会自立、重いものには温かい保護、親なき後の保障」を求めて、特殊学級や入所施設の開設・建設を求めて立ち上がっていた。特殊学級の担任教師(当時、学業不振児特殊学級が仙台市以外に数校開設されていた)が精神薄弱特殊学級を開設したとき、開設と同時に学級PTAが組織された。担任の強い勧めにより、子どもが精神薄弱特殊学級に在籍する親たちは、精神薄弱者育成会/手をつなぐ親の会の一員にもなった。こうして精神薄弱者育成会/手をつなぐ親の会は組織を拡大していたのである。

また、特殊学級の開設準備などのためにPTAをまず啓蒙する必要を感じた学校が、地域を巻き込んで講師を招聘した講演会を開催し、精神薄弱者育成会/手をつなぐ親の会を結成し、同時に宮城県精神薄弱児福祉協会への加入を求めたところもあった。そして、精神薄弱特殊学級の担任は、精神薄弱特殊学級の振興には地域の精神薄弱児への理解が欠かせないと考え、学級PTAや学校PTAに働きかけて地域で講演会や映画会を開催することに精をだす。その際、宮城県精神薄弱児福祉協会の活動にかかわる人を講師として招聘する。

宮城県精神薄弱児福祉協会関係者や宮城県の指導主事は、当然のことながら、「愛の十万人(県民)運動」を語り、募金に応じることを求め、優生思想の重要性も話したのであろう。こうした意味で、「愛の十万人(県民)運動」の実質的担い手は、精神薄弱児育成会/手をつなぐ親の会に結集した親たちであり、このようにして、優生思想が広められたと推測される。

実際、精神薄弱児育成会／手をつなぎ親の会の役員を務め、宮城県精神薄弱児福祉協会の幹事にもおさまった安彦ひさ子は、宮城県精神薄弱児協会事務局長（宮城県鹿島台小学校校長の兼務）・福田健夫[(4)]と同伴で、「小さな分校まで歩きました。……各市町村にお願いして、〝集い〟をもってもらうわけです。……1ヶ月7～8ヶ所、小さな町まで回りました」との証言を残している。また「愛の十万人（県民）運動」と優生不妊手術のかかわりについて、安彦ひさ子は「それで（「愛の十万人（県民）運動」で）、宮城県は優生手術がものすごく盛んになりました。全国で一番でした。それを県の民生部長など得意になっていた」と発言している（小松島学園、1991、p. 21）。

3　亀亭園の園長・山本武良

こうした親たちが「愛の十万人（県民）運動」へ協力した（させられた）こともさることながら、宮城県における優生不妊手術を考えた時、亀亭園の園長・山本武良の役割も無視できない。山本武良は講演で、亀亭園では生理の始末ができない女児を親と相談して優生手術をせざるを得なかったと話している。また園長・山本武良は、亀亭園を退所して結婚したが子どもが生まれないことを責められたことや優生手術したがてんかん児が生まれたことなども話している（山本武良、1980）。さらに、子どもが正常であって親が精神薄弱の場合の悲劇を語り、優生保護法が「遺伝性精神薄弱」の優生手術容認を遺伝性でないときも認めるように法の枠を広げることをもとめている（山本武良、1981）。多分に、1957［昭和32］年に旧優生保護法が改訂されて、遺伝性以外の優生不妊手術を優生保護審査会の議決でできるようになるが、こうした要求が各県の障害児施設から提起されていたのかもしれない。

つまり、「愛の十万人（県民）運動」の優生思想は、精神薄弱者育成会／手をつなぐ親の会の精神薄弱児を抱える親たち、また、その親たちを強力に指導した精神薄弱特殊学級の先達、さらに宮城県下唯一の精神薄弱児入所施設の施設長・山本武良により普及したと言える。この三者のうち、精神薄弱特殊学級の先達は、「愛の十万人（県民）運動」と親の会の組織化に際し大きな力を発揮したと思われるが、優生不妊手術を口にしたという記録は残っていない。むしろ、「愛の十万人（県民）運動」を誇りに思い、その思いの陰に優生思想を隠してしまったと言える。

たとえば、『宮城県精神薄弱教育史』には「愛の十万人（県民）運動」に触れて、宮城県精神薄弱児福祉協会の「趣旨」として「優生保護の思想をひろめ県民の資質を高める」の存在を記述しながらも、その内容については一言もふれていない（宮城県特殊教育研究会編、1992、p. 41-42）。また、精神薄弱特殊学級を宮城県下各地で最初に開設した人たちは、学校内の学業不振児に目を向けており、地域社会の就学猶予・免除された子どもたちを含む学級を開設したわけではなかったこと、また優生不妊手術に異を唱えなかったということを考えると、人権意識が欠落していたといえる。また親たちが、優生不妊手術に喜んで賛成したというのではなく、子どもを預けている特殊学級担任や障害児施設の園長に「説得」されたか、優生思想を理解しないまま、子どもの将来を念じて「愛の十万人（県民）運動」に協力したのであろう。(5)

4 「愛の十万人（県民）運動」の実際

ところで、「愛の十万人（県民）運動」そのものについては、宮城県民生労働部母子課長である菅原敏雄が、次のような報告をしている。

「昨年中（1957［昭和32］年）に十万人の会員獲得の見込みであった。ところが、運動は遅々として進まない。現在ではその半分の5万人をようやく獲得して農繁期にぶつかってしまった。いま運動は末広がりにひろがっているので十月までに十万人に達する見込みだという。しかし、こういう形の民間の自主的な運動は、宮城県としてははじめての試みであったがそれだけに、いろいろ学んだわけである」（菅原敏雄、1958、p.37）

加えて菅原敏雄は、自らが学んだ「県民運動」の弱点を3点指摘している。①県民に時代思想が強くお上のいうことには文句なくしたがうが民間の掛声にはなかなか合流しない、②さまざま民間団体の連合体ではてんでに相手をたよって運動の主体がぼやける、③日本国民が実にいろいろな形の寄付行為をしょっちゅう強請される、の3点である。「愛の十万人（県民）運動」は、こうした弱点をもつ「県民運動」だったのである。

『愛の十万人通信』では、「運動」は着実に進行しているような記事が盛られているが、それが真実であったかは疑わしい。宮城県北部の栗原では、募金割当は困るとして、ＰＴＡや民生委員が敬遠したことが報道されている（小松島学園、p.61）。実際「愛の十万人（県民）運動」は「県民運動」と称し、民間サイドの運動のように見えながらも、実質は、宮城県民生労働部母子課が指導しているかのような運動体であり、宮城県民生労働部母子課発行の新任児童委員向けパンフにも宮城県精神薄弱児福祉協会が紹介されて「まだ僅かしか盛り上っていない郡もあることです。この運動なども児童の福祉に直接関係するもので、児童委員の強力な支援がほしいところです」と記せられ（母子課、1960）、上から目線で県民に精神薄弱児に対する「愛」を求める運動という性格をもっていた。それでありながら「県民運動」的であり得たのは、精神薄弱者育成会の親たちの情熱であった。実際に、十万人の会員獲得に成功したか否かは不明であるが、「遅々として進まない」状況は続いたことであろう。

また「規約」によれば、郡市に支部、町村に分会を組織することになっており、会員・会費募集は入会費一口百円（家族内で何口加入も可）で、次年度から三十円の会費（年会費）をもらうという方式であった。それでも、1957（昭和32）年11月には「予定通り十七支部が結成され、三十分会が誕生した」（『愛の十万人県民運動のあゆみ』）と記述されている。連合父母教師会、教職員組合、小・中学校長会、「手をつなぐ親の会」（精神薄弱者育成会）などが、それぞれの組織・団体の集会を開催する際、その場を利用して「薄幸の子らのために愛情を寄せる」ように呼びかけたと推察される（精神薄弱者育成会／手をつなぐ親の会は、精神薄弱児という用語を使わないで「心の弱い子」という言葉を使っていた）。

そして、5年後の1960（昭和35）年には目標額の半分である五百万の募金を集めたといわれる。1000万というのが途方もなく巨額であったことが明らかにされたといえる。集まった五百万円のなかには、会長・内ケ崎贇五郎からの100万円という特別寄付のほか、建設関係大手企業等からの大口寄付が多数含まれていた（宮城県精神薄弱児福祉協会、1964）。

4 亀亭園の再建から新しい入所施設の開設

—1— 小松島学園の新設

「愛の十万人（県民）運動」の原点は宮城県唯一の精神薄弱児施設・亀亭園の再建であったが、亀亭園の再建が県費で行われることになり、精神薄弱児の分類収容のために精神薄弱児施設の新設を募金でまかなうべく募金活動が開始された。その結果として、目標額1000万円は達成しなかったが、小松島学園という精神薄弱児入所施設が新築された。

小松島学園は、自己資金に加えて中央共同募金会とお年玉葉書からの寄付金、宮城県および仙台市から寄付金を得て、1960（昭和35）年4月、仙台市小松島新堤に完成した。それは、「軽度」児の入所施設である。土地は仙台基督教育児院（養護施設を経営する社会福祉法人）の土地であり、それは無償提供してもらったものである。理事の一人である大阪鷹司が早くから構想を打ち出して、宮城県精神薄弱児福祉協会内で議論してきた通りになったといえる。しかし、そこには齟齬があった。仙台基督教育児院は、土地の無償提供と引き換えに運営も引き受けることとしていたが、宮城県精神薄弱児福祉協会が小松島学園を運営することとしたのである。この齟齬は、仙台市基督教育児院が折れ、宮城県精神薄弱児福祉協会が小松島学園（定員80名）を管理・運営することで決着する。

小松島学園に入所した児童生徒は、文部省基準でいえば特殊学級での教育対象とされる「軽度」児であり（ＩＱ50～70、実際にはＩＱ90台の子どももいた）、福祉事務所ごとに人口比率に応じて、「県内には精薄児は三万人に及んでおり、入園希望もすごく殺到したが、県中央児童相談所で選考して、この施設にふさわしい学習効果のあがりそうなものだけにしぼった」（河北新報、1960・35・4・8）と報じられている。そして、その中には、「愛の十万人（県民）運動」で強調された精神薄弱児の分類収容のために、亀亭園で生活する「軽度」児8名が含まれていた。この段階で、亀亭園は、「中度」児（痴愚）と「重度」児（白痴）の施設に生まれかわったのである。

宮城県精神薄弱児福祉協会のいう「白痴と痴愚と魯鈍の三つのクラス」の精神薄弱児施設の整備とはならなかったが、小松島学園の新設で、目標の一部は実現したことになる。「白痴と痴愚と魯鈍の三つのクラス」の精神薄弱児入所施設を実現させるためには、「中度」児（痴愚）の入所施設ができなければならないが、それが新設されたのは「愛の十万人(県民)運動」が実質的には終わった1964（昭和39）年であり、「ほたる学園」が宮城県北の金成町沢辺に建設されたときであった。

—2— 光明養護学校の開設

宮城県は、小松島学園の「軽度」精神薄弱児の「指導」のために、仙台市内（小松島小学校と五条中学校）の精神薄弱特殊学級担任という名目で2名を配置し、その2名を小松島学園に派遣する。職員や保母とも教員2名で、小松島学園の「指導」は展開する。それに先立ち、宮城県精神薄弱児福祉協会は1958（昭和33）年11月に「宮城県立養護学校設置方陳情書」を宮城県教育委員会宛に提出する。「小松島学園の教育施設と拓桃園に設置してある教育施設をあわせて宮城県立養護学校を設置」するというものであった。

当時、整肢療護園・拓桃園（1966［昭和30］年に、県立施設として開設され、仙台市から1時間ほどの地・秋保町に立地していた）が、県立肢体不自由児療護施設として開設されており、そこには秋保湯元小学校および秋保中学校の分教室が設置されていた。それを吸収して精神薄弱児とあわせて教育指導する養護学校の開設を宮城県精神薄弱児福祉協会が陳情したのである。この養護学校設置の陳情は、拓桃園の園長・高橋孝文が構想したものと思われる。高橋孝文は、秋保町とは別の地に、拓桃園内の分教室を昇格させて養護学校として設置することの望んでいたのである。

それに対して、宮城県は、1957（昭和32）年施行の「公立養護学校整備特別措置法」に基づく養護学校建築費補助を受けることで、「軽度」（魯鈍）精神薄弱児を対象とした光明養護学校を小松島学園に隣接して設置することとして、翌年に開校する。これが宮城県の最初の光明養護学校である（1961［昭和36］年開校）。宮城県は、高橋孝文構想を採用することなく、文部行政の規定する障害カテゴリー別に養護学校を整備することで、国の補助金を得る方を選択したといえる。

小松島学園に収容された子どもたちは、「軽度」（魯鈍級）であり、文部省の就学基準によれば精神薄弱特殊学級の就学対象児であり、全員が光明養護学校に通学することになる。宮城県では精神薄弱特殊学級の設置が遅々として進んでいない中で、光明養護学校は「軽度」の特殊学級対象児を受け入れたことで、社会の中で支援を強く求めていた「中度」児および「重度」児の養護学校入学はなくなってしまったのである。

小松島学園の子どもたちは、精神薄弱児施設・亀亭園の子どもたちを同じように、組織的な優生不妊手術の対象になった可能性が高い。２０１８年4月26日付毎日新聞は、宮城県の「小松島学園」（軽度知的障害収容施設）の元職員の発言を報道している。それによれば、子どもたちは貧困や家庭の事情で入所させられた子どもたちがほとんどであり、そのうちの中学3年生の一少女が泣きつづけて部屋に閉じこもっていたので聞くと、「（不妊受けさせられて）お嫁さんにいけなくされた」と打ちあけたという（毎日新聞、２０１８・４・26）。

３　特殊学級の開設

小松島学園は障害児入所施設であるが、当時、急がれていたのは特殊学級の開設であった。宮城県精神薄弱児福祉協会が発足した１９５７（昭和32）年当時の宮城県における特殊学級設置状況は、15小・中学校に22学級（精神薄弱）が設置され２８４名の在籍であった。そのうち、県内最大の人口規模の仙台市（人口43万）には、七郷小中学校に1学級開設された（昭和32年）ばかりであった。残りは、すべて郡部であった。「これらの学級に在籍する児童生徒は知能指数50～80の者である。1学校2学級以上のところのものは1学級を除いて促進学級的性格をもっている」(『宮城県の教育―昭和32年度』、p.109)とコメントされている。

こうした状況は、県立光明養護学校が開校した1961(昭和36)年当時になると変化する。この年における宮城県における特殊学級の状況は、県内に精神薄弱特殊学級は43小・中学校に66学級が開設され、総計822人が在籍している。そのうち、仙台市は通町小、七郷小、上杉山中、七郷中に学級があり、残りは郡部での開設である。こうした変化は、「愛の十万人(県民)運動」の成果とみられなくもないが、必ずしもそうではない。当時、特殊学級は、「ヤミ学級」と称され、学校内で教職員定数を工面して設置され、開設時の学級整備費も用意されていなかった。郡部での特殊学級の開設は、教職員定数の操作に容易さがあったものと考えられる。宮城県における特殊学級の増設は、1961(昭和36)年以降であり、それは、国庫補助付きの「精神薄弱特殊学級五か年計画」が始まったことによる。実際、「愛の十万人(県民)運動」が、特殊学級の開設のために積極的な役割を果したと思われる事実は存在しない。

―4― 宮城県立ほたる学園の開設

他方、「重度・最重度」「中度」「軽度」の精神薄弱児を入所させていた亀亭園は、「軽度」(魯鈍級)の精神薄弱児を新設された小松島学園に移動させることで「重度・最重度」(白痴級)児と「中度」

（痴愚級）児の入所施設へと変貌した。「軽度」児のいなくなった精神薄弱児施設・亀亭園は、従来の教育活動の大幅変更を余儀なくされただけでなく、子どもたちと野球をする楽しみがなくなったと職員が嘆くように子どもの生活環境が変化した。しかし、これで目指した分類収容は完成ではなく、「中度」（痴愚級）精神薄弱児を移動させ「重度・最重度」（白痴レベル）だけの入所施設に生まれ変わるのには、さらに6年を要した。１９６４（昭和39）年に、宮城県北部の金成町に、国保病院の閉鎖後の建物を利用して精神薄弱児入所施設・宮城県立ほたる学園が「中度」の精神薄弱児のために開設される（収容定員95名）。そこには、亀亭園から「中度」（痴愚級）の児童が移動するとともに、地域割で宮城県下の児童が収容される。子どもたちは「中度」（痴愚級）であったことから、同学園に分校が設置されるまで（１９６６（昭和41））就学猶予・免除児であったが、学園の指導員と保母により修学旅行などの行事をふくめて教育指導が行われた。宮城県立ほたる学園が開設された時点で、分類収容という目標が一応完成することになる。

なお、宮城県精神薄弱児福祉協会は、小松島学園の開設後は、特段の活動もなく、１９６９（昭和44年）11月に財産一切を宮城県福祉事業団に寄贈して、その幕を下ろした。また小松島学園も、その時点で「宮城県小松島学園」として宮城県福祉事業団に委託された。さらに、宮城県立ほたる学園は開設1年後の１９６５（昭和40）年7月に、宮城県福祉事業団に経営が委託され「宮城県ほたる学園」となる。

5 国の優性政策と「愛の十万人（県民運動）」の関係性

ドイツの優生学は、ナチスが政権を獲得する以前に、ワイマール社会に定着していた。ヒトラーがホロコーストの先駆けとして障害者の殺戮を命令する以前に、「障害者が生きるに値しない命」としてみる見方が社会に広く受け入れられていた。そうした中で、ナチスの障害児者安楽殺の作戦が実施されたのである。そして、その作戦では、医師が障害児殺しに安直にもかかわり、自らの研究素材にしようとさえした。また、看護師が何らの抵抗もなく医師を補助し、さらに、聴覚障害児学校長なども積極的にナチの障害児者殺戮に協力している（黒田学ら訳、２０１７）。

こうした状況は、「障害児者が生きるに値しない命」とする見方が当時の時代精神になっていたといえる。その点で、２０１６年7月26日に起きた津久井やまゆり園での障害者殺戮事件で、容疑者・植村聖が「障害は不幸しか生まない」とするナチ期優生思想を叫ぼうとも、強い反論がだされたことは、日本社会はナチ思想が時代精神になっていないことを示したといえる。これは健全ではあるが、はたして、それでたりるのであろうか。

翻って、日本における高度経済成長期の障害者福祉の展開期に起こされた各地の優生運動も、当時における一つの時代精神であり、そこには批判・反論を知ることができない。宮城県の「愛の十万人（県民）運動」もそうしたものであり、それに、組織の拡大を願う精神薄弱者育成会／手をつなぐ親の会がからみ取られてしまったといってよい。それは、中央政府の意向や役人に弱く、従順な宮城県の県民性のなせる業なのかもしれない。確かに、そうした側面もないわけではない。

ここで、中央政府の優生政策と「愛の十万人（県民）運動」のかかわりについて簡単に考察しておく。

1 戦後の人口政策

中央において敗戦後の優生運動をリードしたのは人口問題審議会であり、同審議会の上位に位置したのは厚生省であった。人口問題審議会は、1954（昭和29）年に「人口の量的調整に関する決議」を発表し、人工妊娠中絶の大流行的状況を憂い、「優生手術は人工妊娠手術とは異なり手術の弊害はほとんどない」として、「濫用」を戒めつつ「優生学的目的にこれが活用されるよう措置する必要がある」とした。その後、1962（昭和37）年の「人口資質向上対策に関する決議」では、「人口構成において、欠陥者の比率を減らし、優秀者の比率を増すように配慮することは、国民の総合能力の向上のための基本的要請である」として、「我が国の遺伝素質の向上を図るために、長期計画として劣悪素質が子孫に伝わるのを排除し、優秀素質が民族中に反映する方途を講じなければならない」と記している。

こうした人口問題審議会の「我が国の遺伝素質の向上」の主張は、社会防衛的障害者観と相まって、中央の政府は、優生学的目的、簡単に言えば、国民の中の「劣悪素質を子孫に伝える」精神薄弱者（欠陥者）の排除のために優生手術（断種）に対して予算を計上する。[6] 社会防衛的精神薄弱者観については、敗戦後の最初の『厚生白書』（昭和31年版）から1961（昭和36）年度版まで、一貫して、「これらの児童は放置しておけば非社会的あるいは反社会的行動をとるようになりがち」という社会防衛的見方を示す記述がある。そして、1961(昭和36)年度版には、次の文章がある。「優生学的見地からみても、いたずらに放置することは、好ましくない。しかも一部精神薄弱者は治安上からみて危険な存在であり、また売春婦数などの相当数は精神薄弱者であって、社会の秩序を守るうえでも何らかの措置を必要とする。しかも医学的にはほとんど不可能な状態にあるといっても早期に発見、教育あるいは補導が行われさえすれば社会的適応は相当程度まで持ちうるものである」(昭和36年度版、p.213)

—2— 特殊教育家と優生不妊手術

政府による精神薄弱児者(欠陥者)に対する優生学的断種手術の推奨は、精神薄弱児に直接的に関係する特殊教育関係者においては、人口の質的向上や社会防衛の議論は背後に隠れ、精神薄弱児本人の「幸・不幸」の問題として昇華されて受け止められる。例えば、当時の特殊教育家・三木安正(東大教授)は、次のようにいう。

……遺伝的なものであれば、その系統を残さないようにすることを考えなければならない。また、遺伝ではない場合も、結婚によって当然子どもができると考えねばならないから、子どもができた場合にうまく育てられるかどうか、教育能力があるかどうかが問題になる。生まれた子どもが一生涯、精神薄弱の親を背負っていかなければならぬ運命を持つことはいかにも悲劇である。

そこで、日本の場合、精薄者の福祉法が考えられているようだが、将来、そういうものが完備して、親のほうは国が面倒をみて、子どものほうは自分自身の個人生活がやっていけるという段階になったら、結婚もある程度よいかと思うけれど、今の段階ではなるべく避けるとか、断種するほうがよいと思う」（三木安正、1969、p.475、この論文は「婦人の保護」（4巻12・1号、昭和35年）に最初掲載された）

三木安正の優生断種肯定論は、宮城県においては亀亭園園長・山本武良が採用したものであったし、精神薄弱者育成会／手をつなぐ会の親たちに訴えるものをもった論理であった。精神薄弱者育成会／手をつなぐ親の会は、特殊学級の開設、入所施設の建設、義務教育終了後の授産施設の設置、親亡き後のためのコロニーなどをわが子のために求める運動団体であったが、それらの実現に尽力してくれている人たちが唱える論理は、そのわが子のために、わが子の将来に思いをはせてくれる論理として受け止めたのである。

わが子のことを考えてくれる先達（精神薄弱特殊学級開設の先駆者[7]）に、親が反対できるわけはない。実際、引用したような内容を話したか否かは不明であるが、三木安正は、宮城県の特殊教育関係者に呼ばれて、「愛の十万人（県民運動）」中に講演をしている。また宮城県の「愛の十万人（県民）運動」には、特殊教育の先達といわれる人々をはじめとして、教職員組合などがかかわっていた。それは、無意識だったかもしれないが、三木安正的な論理を容易に納得したからなのであろう。

「愛の十万人（県民）運動」は、募金割当に反対に直面したものの、その「県民運動」が抱え込んでいた論理（障害者施設新設、特殊教育振興、優生思想普及）に対する反論に直面することはなかった。これは、当時の時代風土といえば、それまでであるが、人権意識に希薄さがあったといえよう。

注

(1)山本実は、読売新聞と朝日新聞を検索して、1967年9月～71年4月の間に、障害児にかかわる心中・自殺・殺人・事故死などが118件にのぼったと報告している（山本実『不就学児人間権利宣言』（明治図書）。

(2)当時の厚生省母子衛生課長・荻原武夫は、重症心身障害児一人にかかる費用は約年間52万円（施設費を含まない）でああり、10年間施設に入所させると500万円になると試算して、そうした金額を本来の母子保健施策などに活用することが今後の課題として発言しているという（土屋敦、2007）。

(3)知事夫人を中心とした「母親グループ」は、宮城県精神薄弱児福祉協会の募金活動とは別に、独自の募金集めを行い、それをもとに、私立「いづみ学園」を設立する。同学園は義務就学を終えた精神薄弱女児に裁縫・手芸を主に教える学校として発展する。高等部と専攻科および授産施設を抱える明和学園いずみ養護学校の前身である。同校は、東北の各県から生徒が集まっている。

(4)福田健夫は、宮城県志田郡鹿島台小学校校長に1956（昭和31）年になり、そこで特殊学級を同年12月に開設する。鹿島台町では特殊学級の開設とともに「手をつなぐ親の会」が組織される。保護者、地域住民の啓蒙運動が繰り広げられた。町の住民732名が部落講演会などを通して、ごそっと「手をつなぐ親の会」に参加したと記録されている。開設された特殊学級は補助学級と促進学級であった。

(5)10次日教組等の教育研究集会（東京）で「愛の十万人（県民）運動」が報告されたようで、同教研集会の報告書では、「宮城では愛の十万人運動をおこし、一戸百円で会員を募集、その金で施設建設が実現したことが述べられて、運動推進者の努力は多くの人の共感をよんだが、これについて講師や司会者の述べたように、行政当局のやるべきことを民間が肩がわりすることは充分に慎重でなければなるまい」と記されている。

(6)毎日新聞（2018・2・20）は、旧厚生省公衆衛生課精神衛生課が課長名による「各都道府県衛生主管部（局）長」宛文書で「優生手術の実施件数は逐年増加の途をたどっているとはいえ予算の件数を下回っている」として、優生手術の一層の実施を促していたことを報道している。各地方自治体は中央政府の意向を「忖度」して、優生断種手術の件数を競っていたとみることができる。また、強制不妊手術で全国最多の北海道が、旧優生保護法下で優生保護審査会の議をへて手術された障害者記録を公表したことと、宮城県でも同様の措置が取られたことも報道している。寡聞な筆者の知る限りでは、秋田県の「不幸な子どもを生まない運動」は、重度障害児施設の整備とともに、知事の提唱で始まっている。

(7)宮城県の特殊教育の歩みを記した『宮城県精神薄弱教育史』などにも「愛の十万人（県民）運動」についての記述があるが、それが特殊教育の振興だけでなく優生思想の普及をも目的としていたことに触れるものはない。他にも「愛の十万人（県民）運動」に触れている文章等もあるが、いずれも同じである。例えば、宮城県における最初の精神薄弱特殊学級（優秀児童と知的障害児の混合学級）を開設し担任になった庄司憲夫は、当時の特殊教育事情を論じた論文で「愛の十万人（県民）運動」に触れても、その内容には沈黙している（庄司憲夫言行録出版会刊『この道ひとすじに』）。むしろ、ほとんどが「県民運動」の募金で小松島学園ができたことを誇らしく記述したものばかりである。これは、優生思想の普及にかかわったことを不名誉と考えてのことなのかは不明である。

〈参考・引用文献〉

(1)河北新報（1960）「十一日に入園式――愛の使節・小松島学園、実を結ぶ募金運動」昭和35年4月8日
(2)亀亭園（1980）『30年のあゆみ――宮城県亀亭園30周年記念誌』宮城県立亀亭園

(3)黒田学、清水貞夫監訳（2017）『障害者の安楽死計画とホロコースト――ナチの忘れられた犯罪』クリエイツかもがわ
(4)厚生省大臣官房企画室編（1962）『厚生白書―変動する社会と厚生行政』厚生省発行
(5)小松島学園編（1991）『こまつしま――創設20周年記念誌』宮城県小松島学園発行
(6)菅原敏雄（1958）「愛の十万人県民運動」『青少年問題』（中央青少年問題協議会編）5（8）pp. 37-38
(7)玉村公二彦・清水貞夫（2017）「津久井やまゆり園事件と優生思想―優生学と障害者の「安楽殺」を考える」『人権と部落問題』69（10）pp. 6-19
(8)土屋　敦（2009）「母子衛生行政の転換局面における『先天異常児』出生予防政策の興隆――『少産少死化社会』における生殖技術論の『胎児』の医療化の諸相」『三田学会』102巻1号、pp. 91-118
(9)土屋　敦（2007）「『不幸な子どもの生まれない運動』と羊水検査の歴史的受容過程『生命倫理』17（1）pp. 190-197
(10)日本教職員組合・日本高等学校教職員組合（1961）『日本の教育　10』日教組発行
(11)ほたる学園（1984）『ほたる――創立20周年記念誌』、宮城県ほたる学園発行
(12)毎日新聞（2018）「強制不妊救済立法の動き、与野党で議論へ」平成30年2月16日
(13)同上（2018）「少女から言葉奪った強制不妊、『お嫁さん』夢断つ」平成30年4月26日
(14)三木安正（1969）『精神薄弱教育の研究』日本文化科学社
(15)宮城県精神薄弱児福祉協会（1963?）『愛の十万人県民運動のあゆみ』宮城県精神薄弱児福祉協会発行、発行年度不詳
(16)宮城県精神薄弱児福祉協会（1957）『愛の十万人通信』（編集責任者=加藤安雄）、昭和32年10月10日
(17)宮城県精神薄弱児福祉協会（1964）『愛の十万人運動の結果報告書』昭和39年5月20日
(18)宮城県精神薄弱者育成会／仙台市精神薄弱児者育成会（1993）『みやぎの歩み――平成5年度全国大会

開催記念』宮城県精神薄弱者育成会／仙台市精神薄弱児者育成会発行

(19)宮城県特殊教育研究会編（１９９２）『宮城県精神薄弱教育史』、精神薄弱教育専門部

(20)宮城県民生労働部母子課（１９６０）『子どもと生きる――新児童委員ノート』

(21)山本武良（１９８０）「東北地区における精神薄弱福祉の回顧と展望」（亀亭園編『30年のあゆみ』所収）

(22)山本武良（１９８１）「精神薄弱児、その諸相――講義のための下書き」（遺稿集刊行会（１９８１）編『山本武良遺稿集』宮城県亀亭園内）

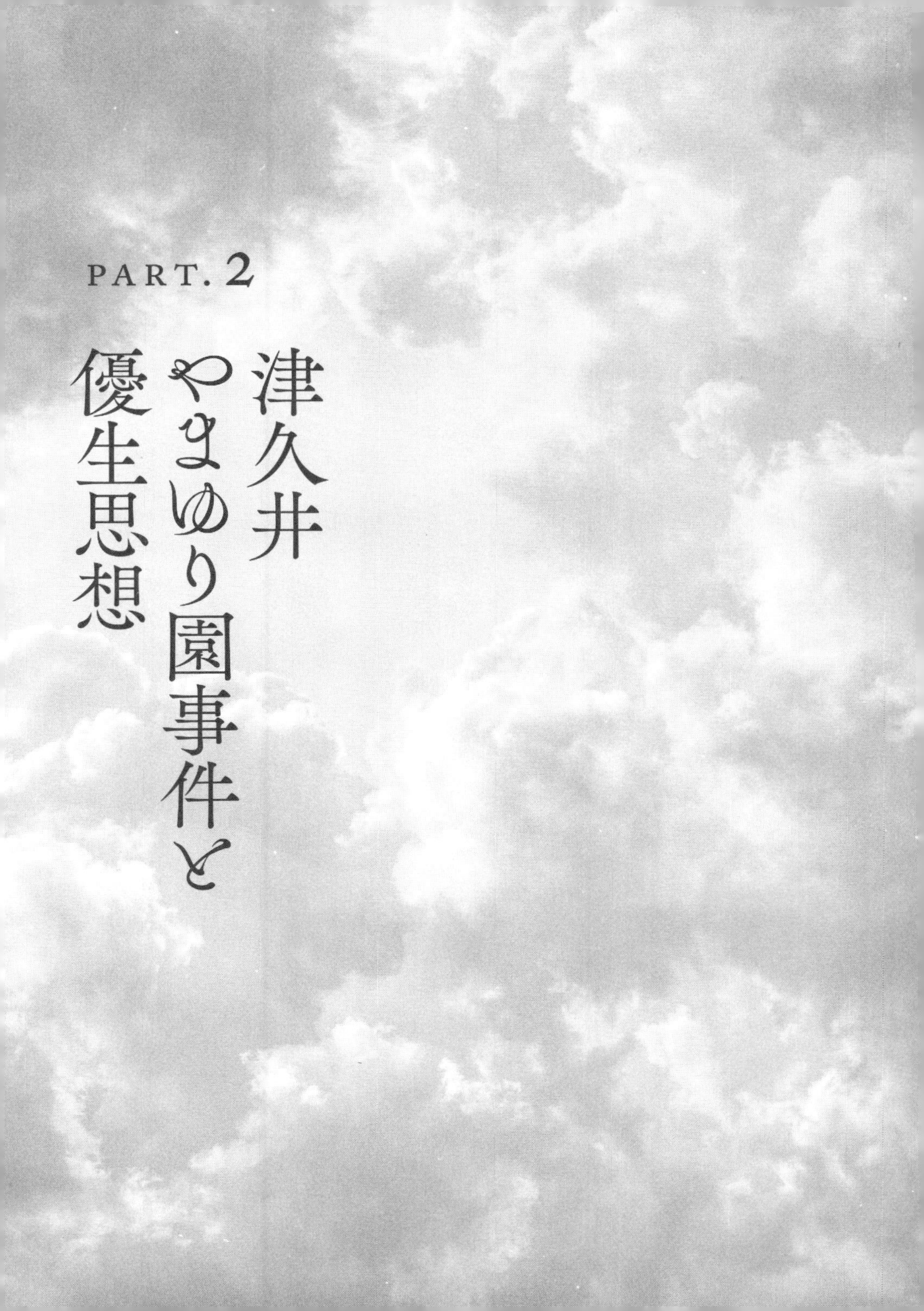

PART. 2

津久井やまゆり園事件と優生思想

CHAPTER I

津久井やまゆり園事件での悲惨な大量殺人事件を考える
――インクルーシブな社会を求めて

1 津久井やまゆり事件は、私たちに何を問いかけるか

津久井やまゆり園事件の概略を復習すると、2016年7月26日未明、知的障害者施設津久井やまゆり園事件に刃物を持って加害者が侵入し、就寝中の入所者を次々と襲い、19名の入所者が殺され、26人が重軽傷を負うという事件である。加害者は窓ガラスを割って施設内に侵入し、当直職員を殴り、鍵を奪って施設内を移動しながら殺傷し続けたといわれる。この事件は、戦後日本で発生した最悪の殺人事件であった。

加害者は、これより先の2月14日、衆議院議長公邸を訪れ、手紙を議長に渡そうとするがかなわず警備職員にわたしている。その手紙には事件の予告が書かれていたという。また2月18日には、「重複障害者は生きていても意味がないので安楽死すればよい」などと話したことか

ら、神奈川県警を通して所定の手続きで、精神科病院に強制入院の措置がとられるものの、3月には退院していた。

犯行後、加害者は、殺傷後の津久井署に車で出頭し、その場で神奈川県警により逮捕された。津久井やまゆり園は、神奈川県相模原市の山梨県側県境に立地し、「地域で生活するのが難しかったり親が高齢で面倒を見られなくなったりした方に長期で入所していただいている」と説明される知的障害者居住施設である。

2012年	12月1日	植松容疑者が「津久井やまゆり園」で勤務開始
2016年	2月15日	植松容疑者が衆議院議長公邸を訪れ、施設襲撃を予告する手紙を渡す
	16日	神奈川県警津久井署が施設に手紙の内容の一部を伝える
	19日	植松容疑者が施設側と面談時、障害者差別の発言を繰り返し自主退職。津久井署が相模原市に手紙の内容を通報。
	22日	「大麻精神病」などと診断され、相模原市が措置入院を決定。
	3月2日	措置入院解除
	5日	津久井署が施設側に「障害者大量殺人の思想をもっている」と説明
	7月26日	午前2時半過ぎ、入所者や職員46名が殺傷される。元職員・植村聖は津久井警察署に「わたしがやりました」と言って出頭する。逮捕。
	8月 1日	政府は、再発防止のため措置入院の制度や運用の　再検討することを表明
	8月17日	神奈川県警は横浜地方検察庁に植村聖を送検
	9月21日	鑑定留置開始
	12月8日	厚生労働省の有識者会が最終報告を報告し、措置入院後に「退院後支援計画」を義務づけるにする。
2017年	2月20日	鑑定留置終了（鑑定結果は、「自己愛性パーソナリティ障害」などの複合パーソナリティとみられ、犯行時、「責任能力を問うことができる状態」であったとされる）

事件後、どうしたものか、元同施設職員で知的障害者のケアに従事していた加害者の名前は明らかにされたが、殺害された被害者の名前は伏せられたままで事件報道がなされた。被害者が匿名とされた理由は、新聞報道によれば、遺族からの強い希望があり、それにそって警察が非公表としたということである。「子どもが障害者であることを知られたくない、隠しておきたい」と被害者全員の家族が言っているということである。

8月6日に障害当事者たちが追悼集会を開催したとき、事件により弟をなくした姉のメッセージが読み上げられたが、「この国には優生思想的な風潮が強くあり、すべての命は存在するだけで価値があるということが当たり前ではないので、とても公表することはできません」と表明したという（毎日新聞、2016・8・7）。遺族に匿名を希望させる社会状況が未だ存在することに気づかざるを得ない（毎日新聞、2016・8・6）。すなわち、遺族は、被害者名を匿名にすることで、そうならざるを得ない社会を私たちに告白しているのである。

逮捕された元職員は、障害者に強い偏見と排除思想をいだき、2月には、衆議院議長公邸に手紙を持参して犯罪予告をしていた。その手紙では、「私の目標は重複障害者の方が家庭内で生活、および社会的活動が極めて困難な場合、保護者の同意を得て安楽死できる世界です」と言及していた。この主張は、障害者の命を選別して「安楽死」させるというものであり、その元職員が「ヒトラーの思想が降りてきた」と話していたということと重ねると、ドイツのナチ政権が7万とも十数万ともいわれる障害者を「T4作戦」と称してガス室に送り込んだ事実を彷彿とさせる。このことは、障害者に対する強い差別・排除感情と優生思想が社会に存在することを私たちに知らしめている。私たちに対して、自らの生活社会が現状のままでよいのかと強く反省を迫るものである。

また新聞報道によれば、元職員の加害者には、精神科病棟に強制入院させる措置入院（自傷他害の恐れがある場合に医師の証明のもとに許される）が2月にとられたが、3月には解除された経緯があり、「大麻精神病」「妄想性障害」との診断もあると報道されている。このこととの関連で、安倍首相は殺傷事件件後、直ちに厚生労働大臣らに措置入院後の対応などについて見直すよう指示したという。そして、自民党の山東昭子参議院副議長は、加害者が衆議院議長公邸を訪れたとき「私は障害者総数470名を抹殺できます」と書かれた手紙を手渡していることと絡めて、犯罪予告者や性犯罪の前歴者に対応できる法整備を進める必要があるとの認識を示し、「全地球測位システム（GPS）を利用するなど、きちんとした法律を作っておくべきではないか」と述べたという。

こうした政府の応答は、どこか方向が間違っているのではないかと危惧される。措置入院の見直しは、精神障害者の病院内閉じ込めを促進させかねないし、GPSを付けるなどとの発言は、これが政治家の発言かとあきれはててしまう。事件発生1か月後、朝日新聞は「事件が突きつけた共生社会の揺らぎに政治の指導者は沈黙している」（朝日新聞、2016・8・24）と報じている。

さらに、今回の殺傷の加害者（元職員）の「特殊異常性」をことさら強調することで、社会に存在する障害者差別・排除を等閑《なおざり》に付すがごとき言動も許されないであろう。今回の事件を凶悪犯罪の一事例にしてはならない。とくに、精神障害者が地域の中で必要に応じて支援を受けつつ当たり前の生活を可能にする条件を作り出すのでなく、行政が、それとは逆の方向に舵をきるべきであるというような発言は厳に慎むべきであろう。

―2― 障害者団体等の「声明」を読む

津久井やまゆり園での殺傷事件をうけて、障害関系団体が「声明」などを発している。また、新聞等で有識者の発言が掲載されている。それらのうちのいくつかを紹介する。

障害各種団体の「声明」のいずれもが、障害当事者やその家族に対して「哀悼の意」ないし「深い悲しみ」を表明し、「冥福」を祈り「お悔やみ」を申しあげている。その上で、「事件の背景や真相」の究明をもとめている。これは事件に対する応答として当然の表明といえる。そして、「事件の背景や真相」というとき、それは、加害者が殺傷に及んだ経過ではなく、「行政上あるいは政策上の弱点や盲点はなかったか、想定されるあらゆる角度からの冷静かつ厳正な検証」(日本障害者協議会、2016・8・5)であろう。そして、それは「頭が狂った」人の犯罪であるとして加害者個人にすべてを帰せしめるような「事件の背景や真相」ではない。

殺傷に及んだ犯人が精神科病院に措置入院歴があり、安倍首相が事件発生直後に措置入院のあり方を見直す方向を示したことについて、多くの障害者団体の「声明」は、その方向に危惧を表明している。それは、犯人の精神科入院歴をもとにして、精神障害に対する偏見が拡大することを危惧しているのである。

例えば、きょうされん常任理事会の「声明」では、「報道によると容疑者には入院歴があったとされますが、今後、精神障害に対するあやまった認識や差別が助長されないよう、各機関には慎重な対応を求めます」と記せられている（きょうされん常任理事会、2016・7・26）。特に、精神障害関係団体は、安倍首相の発言を受けて、措置入院検討会の設置を検討していると報じられたのを受けて敏感に反応した。ＤＰＩ（障害者インターナショナル）日本会議の「意見」は、安倍首相の発言を受けて政府が検討会議を立ち上げるとの報道に接して、「容疑者が措置入院の対象者であったかについても検証が必要である。今回の事件を受けて〝措置入院の在り方〟を見直すのは、さらなる誤謬である。こうした検討は精神障害者への偏見と隔離を強めることになり、私たちは検討会の設置に反対する」と明確に述べている。

この種の凶悪犯罪の再発防止は、偏見・差別・排除の思想を社会からなくすことであると考えるなら、措置入院のさらなる強化は「犯罪防止に精神医療を利用する」ことであり、「入院で精神症状は治療できるかもしれませんが、今回の容疑者の特異な考え方は症状から発生するものではなく、治療で治るものではありません」（全国精神保健福祉会、2016・8・5）という意見こそ正論であろう。

障害者関係団体の「声明」には、今回の殺傷事件とのからみで優生思想に言及しているものがいくつかある。例えば、そこでは、今回の殺傷事件は「むきだしの優生思想にもとづく行為とそれを生み出す社会状況である」（ＤＰＩ日本会議、2016・8・2）、「優生思想を彷彿させる」（日本障害者協議会、2016・8・5）、「ナチズムのような何らかの過激思想に感化され、麻薬による妄想や狂気が加わり蛮行に及んだのではないか」（福島智、毎日新聞、2016・7・29）と記せられている。

こうした声は、犯人がナチ政権の蛮行に言及していることから当然のことである。ナチ政権は、アメリカでの優生学に学んで、「共同体の負担を減らす」という意図のもとで障害者の「安楽死」を非公式の命令を発して遂行したのである。この点で、千葉大学教授・神里達博は、ナチ政権の障害者安楽死作戦にふれながら、「共同体の負担を減らすために、結局この社会は命の選別を許しているのではないかと問われたら、きっと私たちの誰もが慄然とさせられるはずである」とし、「私たちの社会が老いも幼きも、また病気やけがを抱えていても、全て〝同じ船〟のメンバーとして未来へとともに連れて行くと、メンバーの誰もが核心できるような共同体であったなら、同じ事件が起きただろうか」（朝日新聞、２０１６・８・18）と問うている。

津久井やまゆり園事件が知的障害者施設であったこともあり、同施設の障害者の声は聞こえてきていないのが残念である。また全国の障害当事者やその家族は、今回の事件が「抵抗できない障害者を狙った凶悪かつ残忍な行為」（日本ろうあ連盟、２０１６・７・28）であったことで、恐怖や不安を感じたであろう。そして、その恐怖や不安は、未だ癒されることなく続いているのではないかと思われる。

全国手をつなぐ育成会連合会は、障害者に向けた「声明」をだしている。同声明は、ルビつきの文書で、「身近な人に　不安な気持ちを話しましょう。みんなの家族や友だち、仕事の仲間、支援者は、きっと話をしてくれます。そして、いつもと同じように毎日を過ごしましょう。不安だからといって、生活のしかたを変える必要はありません」（全国手をつなぐ育成会、２０１６・７・

27）と書かれている。全国手をつなぐ育成会連合会が、直接、全国の障害者に向けて声かけをしたことは賞賛されるべきであろう。

3 入所施設問題としての殺傷事件

ところで、津久井やまゆり園とは、どのような障害者施設なのであろう。津久井やまゆり園は、神奈川県立の知的障害者施設であり、山梨県との境界地・津久井町に立地し、かなり広大な敷地を擁している。津久井町は、津久井やまゆり園創設の当時にあっては、今でこそ相模原市に併合して住宅地も広がっているものの、人口はまばらな土地だったと推察される。開設は古く１９６４年であり、２００５（平成17）年以降は、県指定管理者の社会福祉法人「かながわ共同会」が運営している。

事件当日は、入所者１４９名、短期入所者８名、計１５７名の利用者（県外者６名を含む）が在園していたという。入所者の平均年数約18年、30年以上の人も２割、平均年齢は49歳、最少者19歳、最高年齢者は75歳であったとも報じられている。「障害支援区分」で最も高い区分６が１１６人、区分５が31人、区分４が２人という。施設では入所者の食事や入浴、排せつなどの介助のほか、障害の程度に応じて園芸作業や創作活動なども行なわれ、一時的な入所サービスも提供されていた。

日本における戦後の知的障害者成人の入所施設の歴史を振り返ると、１９６０年の「精神薄弱者福祉法」の制定をうけて始まり、それが1971年4月の〝国立コロニーのぞみ園〟(群馬県高崎市)開園へつながり、各地方自治体による〝地方コロニー〟建設へと広がった。その後、福祉思想の転換の中で、今日の「脱施設化」を迎えている。津久井やまゆり園事件の開設が1964年だったことを考えると、その開設は、歴史的に早く、「神奈川県内に初めてできた大規模施設だった(県担当者)」(河北新報、「全国13万人施設入所」、2016・7・30)と思われる。こうした歴史をもつ入所施設で19人もの人が理由もなく殺され26名がけがしたのである。

多分、想像するに、津久井やまゆり園は、当時、神奈川県内の各地から障害者を集め保護することで、社会的支援がないまま扶養義務だけ押し付けられていた家族の負担軽減を図るものとして政策化された〝地方コロニー〟の一環として開設されたといえよう。そして、津久井やまゆり園は、神奈川県下から集められた多くの障害者が、生まれた故郷を離れ、社会から切り離されたまま人生の大半を生活する施設になった(現在の入所者は、人口増加した相模原市からが多数を占める)。当時、津久井やまゆり園の立地する地区は、過疎地域であり、当時の町長が地域活性化と町民の雇用の場の確保として、陳情して施設は建設されたのである。

当時、家庭でケアが困難になったとき、施設に入所させるのが唯一の助かる方法であった。また地域ケアなどは存在していなかったし、行政も、障害者施策といえば、それは施設をつくることと考えていた。その方が安上がりと考えられたのである。加えて、施設に入れるのは運がよい方であり、大方は座敷牢で障害児を管理していた。そして、家族から離れて施設にはいった障害者は、いまや高齢化し、高齢障害者となり、その人たちが今回の事件に遭遇したというわけである。

もちろん、現在の津久井やまゆり園が、旧態依然とした「収容施設」であるはずはなく、「更生施設の見直し」と「地域移行」が施策化された2000年前後から、入所者の地域生活へ移行の努力は、津久井やまゆり園でも積み上げているはずである。その過程で今回の事件が起きたのであろう。

殺人事件としては戦後最悪の犠牲者を出した今回の事件が入所施設で起き、無防備なコミュニティ（地域社会）やイベント会場でのテロ活動で起こされた事件ではない。またそれは、障害者の生活するグループホーム等のコミュニティ居住で起きたものでもなかった。障害関係諸団体の「声明」などの中で、この点にかかわった言及をしているのは、DPI（障害者インターナショナル）日本会議くらいである。それを紹介すると次のようになっている。

「今回の事件の背景に、とりわけ重度の知的障害のある人、重複障害のある人、高齢の障害のある人の地域移行が遅々として進んでいない状況があるのではないか。事件に遭われた施設の管理体制を直接批判するものではないが、今後の在り方として入所施設ではなく、地域での生活を基本にして進めていくべきである。国も〝施設からの地域移行〟を掲げて10年余り経つが、今回の事態をきちんと受け止めて抜本的な地域移行策を出すべきである。施設や病院に誰も取り残されることなく、完全な地域移行が可能になるような計画と、どんな重度の障害があっても地域で暮らせる重度訪問介護などの地域生活支援を飛躍的に拡充して頂きたい」

（DPI〈障害者インターナショナル〉日本会議、2016・8・2）

障害者が地域生活をするということは、障害者が一定のコミュニティの中で分散して生活することを意味する。そのサイズは家族規模であろう。10人はもとより100名規模の障害者が集団的に生活することはないであろう。障害者が地域で生活するためには、一人ひとりのニーズに適合したサポートがつかなければならない。障害者が分散することから、サポートも分散されなければならない。障害者が100名規模で集団的に生活するなら、その場所にサポートを集中させればよく、安上がりであろうが、地域分散での生活はそういうわけにはいかない。財源も必要である。この財源が多額になることを危惧して、経済が優先されるとなると、津久井やまゆり園のようになってしまう。

「脱施設化」の進んだアメリカ東部諸州では、巨大施設が順次閉鎖されている。そして、「脱施設化」は地域生活の移行であるから、地域に多様な支援資源をつくることを意味し、いまや障害者の過半が6人以下のコミュニティ居住で生活している。それに対して、東京都が知的障害者の都外施設（14県40か所）を過疎地に所有していたり、今回の事件を受けて、神奈川県が老朽化した津久井やまゆり園を建て直すと発表と報じられている。こうした動向は、今回の事件が戦後最悪の多人数殺戮であったことを踏まえて、今、行政が考えるべき方向ではないであろう。障害者の存在のあり方が社会の障害者観を決め、障害者観が障害者の存在のあり方を決めるという円環をなすことを忘れてはならないであろう。

4 私たちに突きつけられた課題

マスメディアの報道は、事件から2年報道はあったものの8月になると、熱中症とオリンピックのメタル獲得競争の報道一色になり、津久井やまゆり園での殺傷事件を報道しなくなった。新しいニュースを追い求めて、飽きやすいマスメディアの弱点が見えてくる。

しかし、障害者問題にかかわる私たちが、津久井やまゆり園事件をいかに考えるべきかの問題は残されたままである。これは重要な問題である。傍観してマスコミのようにオリンピックのゲームに熱中して、事件を忘却のかなたに追いやるわけにはいかない。そもそもいかなる観点から、津久井やまゆり園事件を論じるのが妥当なのであろうか。ヘイトクライムとか優生思想といった加害者の倫理や思想の観点から、あるいは社会に存在する偏見差別や障害者観の問題の観点から、さらには措置入院等をめぐる障害者施策の観点など、多様な切り口があり得よう。

今日の社会にはびこる移民や在日韓国人に対するヘイトスピーチなどとの関連、あるいは社会の貧困と格差との関連なども重要な切り口であることは間違いない。これらの切り口はどれもが正しい。だが、多様な切り口のどれか一つを採用すれば、それで足りるというものではないであろう。多様な切り口の一つひとつを大切にして、総合的に議論をたたかわすことこそが適切であろう。

とりわけ、世の中にはびこる優生思想を問わなければならない。人間の価値に対して優劣をつけて、人種・民族の劣化を防ぐという理由で、劣者の出現防止と抹消を考えたり、優者の増大と拡大を考える思想である。

日本においては、敗戦後の昭和23年に制定された旧優生保護法の下で、障害者の強制赴任手術がおこなわれた事実を忘れるわけにはいかない。１９４９～92年の間に、優生思想の下、障害者の強制不妊手術が厚生省統計で1万６４７５人（この数値は必ずしも正確ではない）あったという。津久井やまゆり事件の加害者は、「障害者は不幸しかうまない」と発言し、優生思想を公言していることを考えると、優生思想が、社会にはびこっている事実を直視し、優生思想と決別できる社会をいかにしたら実現できるかを探られなければならない。

次に、津久井やまゆり園事件は、ヘイトとも無関係ではない。ヘイトとは、人種・民族・性別、性的傾向性・容姿など、自ら変えることのできない属性をかかえることを理由にして、その属性をもつ個人や集団を「憎悪する」ことであり、２０１６年に「本邦外出身者に対する不当な差別的言動の解消に向けた取組の促進に関する法律」（通称、ヘイトスピーチ規制法）が制定されたが、この法律は繰り返される在日朝鮮人を含む外国人に対するものであり、障害者に対するヘイトを禁止するものではない。

津久井やまゆり園の障害者殺傷の加害者・植松聖は、優生思想とともに、障害者を「不幸しかうまない」存在として「憎しみ」の対象にしていた。津久井やまゆり園事件は障害者へのヘイトと優生思想が一つになって生じた事件と考えるべきであろう。ヘイトは特定の属性を抱える個人や集団に対して「憎悪する」ことであるが、その「憎悪」には、特定の属性所持者への差別が含まれる。「差別」は、万民に保障される権利を特定の属性保持者に対して不当に拒む行為として認識されてきた。だが、そうした「権利的差別論」の有効性を信じながらも、それを拡大してヘイトに結合した「差別」論も構築されるべきであろう。

さらに、加害者・植松聖が津久井やまゆり園の元職員であったことも解明されるべき重要課題である。通俗的に考えるなら、入所施設で働くスタッフは、障害者に接し関係性を築き、障害者を曲がりなりにも理解していた存在と考えられる。それが、殺戮にいたったのである。障害者に接することは障害者の願いや気持ちに寄り添うことなしにはできないことであるから、加害者・植村聖もスタッフとして、そうした寄り添いを日常的に遂行していたものと考えることができる。

津久井やまゆり園における障害者とスタッフには、そうした関係性が存在しなかったなどということはないであろう。障害者のニーズを肌で感じ取り、ニーズの対応する過程の中で、スタッフは人間性を育み育っていくが、その逆な過程が津久井やまゆり園に存在したとは信じ難い。

しかしながら、2017年12月30日の毎日新聞社説は、「障害者施設職員による虐待が増加の一途をたどってい」て、「過去4年連続最多を更新」しているという。そして、「虐待防止に向けて職員研修や綱領の策定に取り組む施設は増えているが、現場職員を指導する立場の管理者による虐待も〝職員による虐待〟のうち8%を占めた。施設ぐるみで虐待がはびこっている実態があるのではないか」と指摘している。

このような事実を突きつけられると、津久井やまゆり園事件のような事件が再度、起きる可能性を感じてしまう。現在の入所施設は、障害者を一か所に集めて、集団的に処遇するシステムであるが、そうした処遇施設は、根本から考えなおさなければならないという問題に入所施設は直面しているのかもしれないのである。人間が人間を処遇するシステムの再構築が必要であろう。

とにかく、津久井やまゆり園事件は、多くのことを私たちに突きつけている。

―5― 国連・障害者権利条約と津久井やまゆり園事件

その点で私たちは、国連・障害者権利条約の立場に立たざるを得ない。2014年に、わが国が批准した国連・障害者権利条約は、21世紀における障害者問題の方向を考えるための国際的なコンセンサスを示している。国連・障害者権利条約は、障害者を人権の主体と考え、人間の尊厳を根源に据え、差別と排除を廃し、対等・平等なインクルーシブな社会を目指している。国連・障害者権利条約は、障害者に対して新しい人権を付与することを規定したのでなく、障害者が万民に付与されている人権を保有することを確認し実質化しようとするものであるにすぎない。それを条約化せざるを得ない状況が世界に存在するのである。

国連・障害者権利条約は、第10条で「締約国は、すべての人間が生命に対する固有の権利を有することを再確認し、また障害者が他の者との平等を基礎にして当該権利を効果的に享有・確保するためのすべての必要な措置をとる」と規定している。また、第19条には、障害者の地域生活とそこでの支援サービスへのアクセスを権利としての保障する規定を用意しているなど、今回の事件は、そうした国連・障害者権利条約の全条項への挑戦であるといえる。

この点で私は、DPI（障害者インターナショナル）日本会議や日本障害者協議会の「声明」に賛同する。そこには、「2014年に批准した障害者権利条約や、それにもとづく改正障害者基本法、障害者差別解消法などに示されている〝障害の有無によって分け隔てられることのない共生社会〟（インクルーシブな社会）を基本とした対応がなされるべきである」（DPI〈障害者インターナショナル〉日本会議、2016・8・2）と記せられている。

また、日本障害者協議会の「声明」も同様の立場を明確にして、「今回の事件を、すべての人々が大切にされるインクルーシブな社会（わけ隔てのない社会）をつくるための新たなきっかけにすることです」（日本障害者協議会、2016・8・5）と述べている。そうしないと、東大元助手（活動家）・最首悟（29歳になる重症心身障害者である娘と自宅で共に生活する）の発言、「こうした事件があると、命の尊厳を訴える論調が急に盛り上がる。〝命は大切〟〝命の価値は等しい〟といった表面的な言葉には共感できない」（河北新報、「障害の娘と生きる」、2016・7・30）を越えることにならないであろう。

津久井やまゆり園事件は、やまゆり園という障害者施設内で起きた事件である。だが、その問題が突き付けているのは、私たちの社会に対してである。津久井やまゆり園で障害者が生活せざるを得ないのは、私たちがそうさせているのではないかと問う必要がある。津久井やまゆり園で犠牲になった方々の遺族が匿名を希望するのは、あるいは元職員・植松聖が障害者をヘイトして優生思想を持ったのは、私たちの社会がそうさせているのではないかと考えなおしてみる必要がある。私たちの社会が、障害者を施設に追いやってきたのではないかと問う必要がある。

もちろん、私たちの社会が、不完全なものであることを知っている。私たちの社会が障害者に「やさしくない」ことを知っている。実際、本事件は、「障害者虐待防止法」（2012・10施行）や「障害者差別解消法」（2016・6施行）など、障害者にかかわる重要法案が施行されて間もなく起きている。しかしながら、私たちは、インクルーシブな社会を構築することを目指していることも知らねばならない。私たちは、インクルーシブな社会へのプロセスにあるのである。この道筋は、どこまでも続き、終点に行き着くことはないであろう。しかし、それでも、歩み続けることを目指している。それは、国際的な潮流となっている。

繰り返しになるが、インクルーシブな社会とは、人間の平等性と尊厳を基盤にした反差別・反排除と多様性を包摂する社会である。障害者問題では、障害者と非障害者の平等、障害者の尊厳を確保し、障害差別に反対し、多様な人々が支え・支えられる社会のことである。こうしたインクルーシブな社会を構築する道は、障害者問題としては、国連・障害者権利条約に示された道である。津久井やまゆり園事件は、国連・障害者権利条約の諸規定への挑戦である。

国連・障害者権利条約の諸規定は、「命は大切」とか「命の価値は等しい」と念仏のごとく念じているのではなく、一つひとつの条項の実質化で、インクルーシブな社会を構築するための道標であろう。インクルーシブな社会は、反差別・半排除であり、多様性を認める包摂の社会のことである。このことを踏まえて、みんなで今回の津久井やまゆり園事件事件について議論していきたいものである。

〈引用・参考文献〉

(1)朝日新聞（2016）「相模原事件から考える、「同じ船」の意識あるか」2016・8・18

(2)朝日新聞(2016)「共生への挑戦　沈黙する政治」2016・8・24
(3)河北新報(2016)「全国13万人施設入所」2016・7・30
(4)河北新報(2016)「障害の娘と生きる」2016・7・30
(5)毎日新聞(2016)「被害者の姉、複雑な心境」2016・8・7
(6)毎日新聞(2016)「匿名が問いかけるもの」2016・8・6
(7)毎日新聞(2017)「障害者施設での虐待増加、暴力や身体拘束の根絶を」2017・12・30
(8)毎日新聞(2016)「福島智」2016・7・29

CHAPTER 2

津久井やまゆり園事件と障害者「安楽殺」

—1— 国連・障害者権利条約への冒涜

2016年7月26日未明、神奈川県相模原市に立地する津久井やまゆり園で元職員・植松聖による障害者殺害事件がおきた。その加害者・植松聖は、事件発生前、「私の目標は重複障害者の方が家庭内での生活及び社会的活動が極めて困難な場合、保護者の同意を得て安楽死できる世界です」と、また「障害者がいなくなればよい」とも書かれた手紙を衆議院議長公邸に持参していた。

この事件に接して、私たちは大きなショックを受けた。私たちは、知的障害者に接しながら、その問題を福祉学・教育学・社会学の立場から研究し、共生社会の形成を目指すべきであると考えているが、頭を鈍器で殴られ真っ白になったような感じであり、何を発信すべきか不明な状態であった。障害者問題にかかわる多くの人が同じ心境に陥ったのではないだろうか。そして、加害者の手紙を目にして想起したのは、ナチ時代に起きた「障害者殺戮作戦」だったと思う。

そうした想起は、NHK教育テレビの3回シリーズ「障害者と戦争」、特に3回シリーズを再編集して放映された「それはホロコーストの〝リハーサル〟だった―障害者虐殺70年目の真実」（ETV特集）（初回放送・2015・11・7、再放送・2015・11・14）を視聴した人にとっては、津久井やまゆり園事件が、ナチ時代の「障害者虐殺」を想起させたのは必然であったといえる。「障害者虐殺」が「ホロコーストの〝リハーサル〟だった」ということは、「障害者虐殺」がまず行なわれ、その実験から得られた知識・技術が応用されて、反ユダヤ主義のもとホロコーストが実行されて、600万人をこえるユダヤ人の虐殺に使われたということである。加害者の手紙と実際に引き起こされた本事件から、ナチ時代の「障害者殺戮作戦」を想起するのは当然のことであり、その想起に私たちは震えたのである。

しかしながら、津久井やまゆり園事件は、戦後最大の殺人事件であるにもかかわらず、報道は、折からのブラジル・リオのオリンピックとパラリンピックのメタル獲得に集中して、掘り下げられることもなく経過している。そして、一部の障害者関係団体が声をあげても、世間の津久井やまゆり園事件への関心は限られたままである。杉田俊介氏（批評家）の言葉を借用するなら「植松青年の妄想と思想と行動の毒は、危うい形で世の人々に感染し、じわじわと拡大しつつあるように見える」状況が存在するにもかかわらず、こうした体たらくな状況である。

こうした実態に私たちは驚愕せざるを得ない。津久井やまゆり園事件は社会に対して刃を向けた事件であり、無関心は差別につながる問題だと私たちは考える。また、日本政府は2014年に国連・障害者権利条約を批准したが、国連・障害者権利条約がインクルーシブ社会の構築に向けた障害者の人権保障と差別禁止を規定していることを考えると、その国連・障害者権利条約への冒涜《ぼうとく》が、津久井やまゆり園事件であると私たちは考える。

2 津久井やまゆり園事件と個人責任論

津久井やまゆり園事件の加害者、植松聖は、大麻等の薬物使用の嫌疑もかかっている。そして、新聞報道では、大麻精神障害とも妄想性障害とも診断名が報道されている。確かに、衆議院議長公邸に持参した手紙で、自らの企てる障害者殺害を「革命」的行為と見做し、「世界経済の活性化、……第三次世界大戦を未然に防ぐことができるかもしれない」と考えるなど、妄想性精神障害を疑わせる。また、「措置入院」により短期間であれ精神科病棟に入院したことから、加害者が「自害他害の恐れがある」危険な精神障害者であるかの報道もある。

しかしながら、植松聖が精神錯乱であったとしても、私たちは、この事件を加害者・植村聖の「狂気」のなせる業として理解するのは誤りであろう。本事件を「狂人の仕業」と理解するとなるなら、加害者・植村聖が「狂人」に到った生育・履歴を探り、大麻等の薬物の事件発生との関係を問い、性格を分析し、その再発予防策を考えなければならないであろう。そして、最終的には、植松聖は「正気」で犯罪に及んだのではないと診断されなければならない。しかし、津久井やまゆり園事件が精神錯乱の個人の起こした事件として個人責任論の立場から考えるのでなく、本事件が私たちに突きつける問題は何かを問う立場から考えなければならないであろう。

個人の「狂気」という理解からは、この種の殺戮事件が再び起きないようにするため、「措置入院」を強め、「狂人」と目される人を「措置入院」の対象にし、「措置入院」を簡単に解除しないか、解除するときのケアの体制を整備する。また入所施設を「狂人」の侵入から防御する方法や態勢を工夫して実行に移す。こうした再発防止策が出されて終わりということになろう。こうした見方は、実は、政府の見方でもありそうである。政府は加害者・植村聖が「他者を傷害させる恐れあり」として「措置入院」したものの、間もなく退院してなんらのケアも受けなかった事実に着目して「措置入院」制度の強化へと進んでいる。

—3— 政府等の「とじこめ」論

津久井やまゆり園事件発生の翌日、内閣総理大臣・安倍晋三は「こころから冥福とお見舞いを申し上げる。真相解明に政府も全力をあげたい」と述べ、官房長官・菅義偉は「関係省庁と協力して再発防止策の検討を早急に行ないたい」と記者会見で述べたと報道されている。また津久井やまゆり園の立地する神奈川県の知事・黒岩祐治は「指導・監督する立場として心からおわび申し上げる。今後は被害者支援をできる限り行うと同時に警察の捜査に全面的に協力し、再発防止に全力を尽くす」と述べたと報じられている。

内閣と神奈川県は、津久井やまゆり園事件を受けての対応は、事件の本質を把握しないで、植村聖が引き起こした事件であり、すなわち行政は、植村聖のような「狂人」の暴挙から施設を守り再発を防止するという立場のようである。植松聖といる個人が「「措置入院」経験者であることをもって、「措置入院」」制度を強化するというのである。政府は、病院や相模原市が植松聖の「措置入院」後において何らの支援もしなかったことを問題視して、現行「措置入院」制度の改訂を目指して、「事件の検証及び再発防止策検討チーム」（座長＝山本輝之）を発足させた。また神奈川県も、再発防止等対策会議を7月に設置している。そこでの再発防止は、施設を外部からの浸入者等からいかに守るかということである。なお、加えて、神奈川県は、60～80億円をかけて津久井やまゆり園の現在地での全面的建て替えを公表している（2016・9・23）。

政府の「事件の検証及び再発防止策検討チーム」は、2016年12月8日に提言をまとめた最終報告書を公表した。同報告書は、「事件は、障害者への一方的かつ身勝手な偏見や差別意識が背景となって引き起こされた。命の重さは障害のあるなしによって少しも変わることではないという、当たり前の価値観を享有することが何より重要」と述べて、社会福祉施設等は「共生社会の考え方に基づき、……事件を契機に厳重な防犯設備で地域との交流を遮断してはならない」（毎日新聞a、2016・12・9）と警告することで、再発予防の議論が精神障害者の「閉じ込め」の強化へつながることを危惧した関係者への配慮を示している。

しかし、報告書の実質的内容は、「措置入院」制度の精緻化であり、津久井やまゆり園事件が私たちに突きつけた問題を解明するものになっていない。そして具体的には「措置入院」解除後も継続支援する仕組みを作ることを求めている。当事者の入院中に、知事や政令市長が退院後に必要となる医療・福祉等のサポートのあり方を「退院後支援ニーズアセスメント」で明らかにし、病院、家族、福祉事務所、自治体職員、当事者と家族などで構成される「調整会議」で退院後支援計画を作成するという。「調整会議」や症状消退届を通じて、都道府県知事は当事者の退院後の支援ニーズの充足に努めるとされている。

これが、報告書の概要であるものの、新聞報道は「事件の検証及び再発防止策検討チーム」の議論は「措置入院制度という狭い議論にならざるを得なかった」とし、退院後支援計画についても「自治体は「人の手当てがないと対応できない」」（毎日新聞b、2016・12・9、p.26／読売新聞、2016・12・9、p.37）と報じている。人手不足の中で、「措置入院」患者が毎年増加している現状の下、退院後支援計画の作成等の手続きの精緻化は、当事者を継続入院させて長期化することにならないのかと疑問がわいてくる（毎日新聞、2016c）。

こうした行政等の動向は植松聖が衆議院議長公邸に持参した手紙を「いわば日本社会への挑戦状」として受けとめるものではない。実際、「障害者差別解消法をつくり、〝人格と個性を尊重し合いながら共生する社会〟を目指してきた政治の言葉が届いていなかった現実に、多くの政治家が向き合うことを避けている」（朝日新聞、2016）という批判がある。政治のこうした姿勢は、津久井やまゆり園事件は植松聖の「狂気」であり、そのような「狂気」から障害者を守る対策でたりると考える思想があるといえる。換言すれば、政府等の対応は「とじこめ」論である。

危険な個人を精神科病棟等に閉じ込めて、しかるべき対応措置のないままでは外に出さないとする対策である。「措置入院」制度の強化は、精神障害者の「入院」を増加させ、彼（女）らを地域から切り離してしまうし、入所施設の防御強化は、施設の閉鎖性を促進させ、地域から障害者を切り離すことに帰結するであろう。これはインクルーシブな社会の構築を妨げるといえる。果たして、これが津久井やまゆり園事件から私たちが学ぶべき教訓なのであろうか。

当然のことながら、障害者団体は「患者の監視強化になる」として政府の対応に強く反発した。それにもかかわらず、政府は、措置入院期間が経過した後の「退院後支援計画」などを盛り込んだ精神保健福祉法の改定を国会に提出したが、2017年9月の国会解散で廃案になる。

─4─ 津久井やまゆり園事件と優生学的思想

津久井やまゆり園事件の加害者の行動は、個人責任論をもとに解明されるべきでない。個人責任論は「とじこめ論」につながる。それでは、社会に浸透した優生学的言説が問題なのであろう。加害者は「私の目標は障害者が安楽死できる世界」と衆議院議長公邸に持参した手紙で書いている。このように、重度障害者の「安楽殺」（「安楽死」という用語は誤りであると考えるゆえに「安楽殺」と書く）の正当性を主張しているところから、津久井やまゆり園での「安楽殺」が優生学的言説の影響のもとで行なわれたと言っても誤りはない。実際、津久井やまゆり園事件を優生思想と関係づけたコメントも少なくない。

例えば、木村草太（憲法学者）は「この悲劇を二度と繰り返さないためには、優生思想とどう向き合っていくかが問われなければならない」（木村草太、2016、p.58）と記している。また尾上浩二（DPJ日本会議副議長）は、加害者の衆議院議長公邸に持参した手紙について「障害者を社会のやっかい者、生存に値しない命と見做し、その抹殺は社会のためとする。文字通りの優生思想言説といえる」（尾上浩二、2016、p.72）と記して、「優生思想的言説を許さない社会を作り上げることが再発防止のために必要なのだ」（尾上浩二、2016、p.75）と述べている。

優生学は、ゴールトンに始まる人種改良を目指す応用科学として20世紀初頭にイギリス、ドイツ、米国などで有力な社会思想となったことが知られる。その社会思想は社会ダーウィニズムであり、優勝劣敗を当然視し、社会的有益性により人間を序列化し順位づける思想であった。米国では、20世紀初頭に、この優生思想と社会ダーウィニズムが、社会に広く流布し、1907年には、インディアナ州において「無価値」とされた知的障害者等に対する断種法が制定され、1923年までに32州で同様の法律が制定されている。

こうした動向に強く影響を受けたドイツでは、20世紀初頭までに、優生思想が医学界を中心にして社会に広く受け入れられ、ドイツ優生学である民族衛生学が成立していた。実際、第1次世界大戦後の経済的困難（配給と失業）に直面する中、1920年には、『生きるに値しない命を終わらせる行為の解禁』（刑法学者・ビンディングと精神科医・ホッヘの共著）が発行され、死が本人の救済になり、社会や国家が扶養負担から解放されるようになるとし、「生きるに値しない命」の殺人罪における保護法益性の欠如が主張されるまでになる。

民族衛生学は、ナチ党が結成される頃には（1923年）、人種主義と結合して人種衛生学となる。人種衛生学は優生学にほかならない。そして、アーリア人種の純血を守るために他人種との雑婚・混血を禁止する措置がとられ、社会に役に立たない「価値のない者」の増加防止が図られ、強制断種や結婚制限が実施された。1933年にナチ党が政権を奪取したときには、「無価値とされた者」の「安楽殺」を正当化する論拠は確立していた。そして、ナチ・ドイツは、公共投資等により失業問題を解決し、戦争の準備を着実に進める。そのとき、障害者等の「生きるに値しない者」「治癒不能な患者」を支えるために多額の負担を社会が背負っていることが以前にまして広く宣伝される。

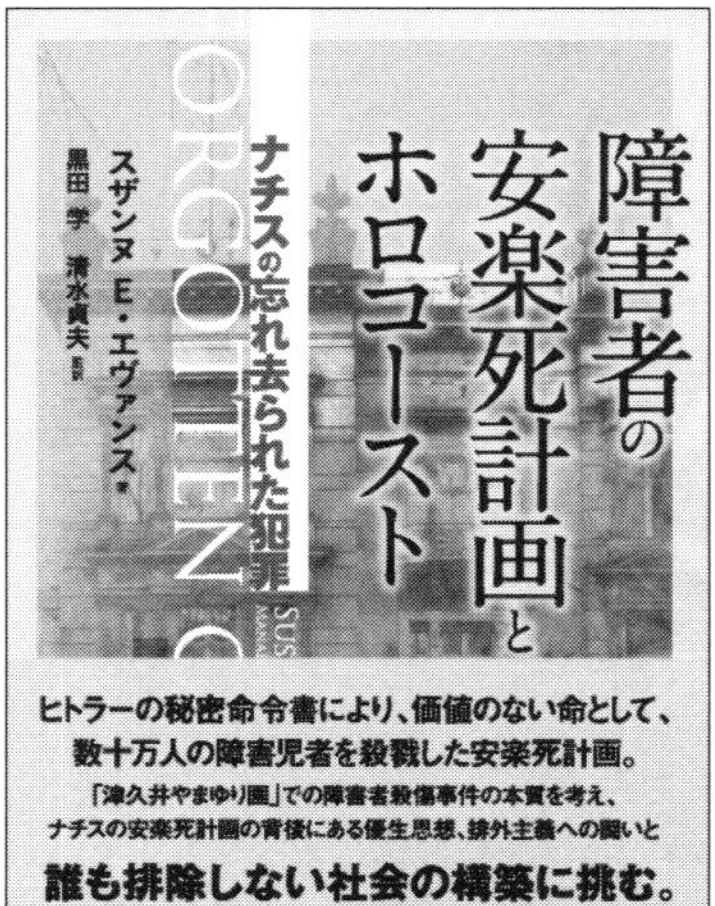

そうしたとき、「K児事件（Child K／Knauer case）が起きる。「K児事件」とは、1938年、「白痴」と診断された盲で奇形である赤ん坊に対して、ヒトラーに親が直訴して「安楽殺」が行なわれた事件である。また同事件後数か月して、「遺伝病子孫防止法」（1933年7月）が制定され、統合失調、舞踏病、てんかんなどとともに、知的障害、盲、聾、身体奇形などの強制断種が容認される。聾学校の児童生徒もターゲットになった（中西喜久司、2002）。そして、強制断種は一線を越えて非任意の「安楽殺」へと突き進む。

1941年には、ヒトラー命令で「安楽殺」は公的には停止されるが、1939〜1941年にかけて、ヒトラーの秘密指令で「T4作戦」（不治の患者にたいする安楽殺）が開始され、「安楽殺」は「野生化」した。療育施設の障害者は〝灰色のバス〟で殺戮のための処分場（収容施設）へ連れていかれたのである。そして、医学者たちは、脳を医学的研究の標本として収集したのである（木畑和子、1989、244-283）。「安楽殺」は拡大し、精神障害者、強制収容所における労働能力喪失者が、負傷兵のためにベッドを用意するために、つまり「治療しても仕方ない者」とされた人たちが処分場に送られた。同時に、反ユダヤ主義を取り込みホロコーストに到った。

市野川容孝の言葉を引用するならば、「ナチスの優生政策は、ブロックを一つひとつ積み上げるような展開の延長線上に登場すると考えるべきだろう」（市野川容孝、2000、p.75）ということである。「T4作戦」に従事した医師たちは活動領域を拡大して、1941年初頭には「13f14作戦」にもかかわるようになる。彼らの新しい役割は各地の強制収容所から「無用の長物」を選別し、T4の殺人施設に送り込むことであった。「無用の長物」とは、労働能力のない者と反社会的分子であった。「13f14」は「安楽殺」のジェノサイドへの転化であった（Evans, 2004）。

しかしながら、悪い遺伝形質を抑えようとする消極的優生学の代表例は強制断種を肯定するが、障害者の断種と「安楽殺」との間には距離がある。消極的優生言説は、障害者の生殖行為の禁止であり断種であり、「安楽殺」という「殺戮」ではない。社会に役に立たない「価値ない者」の増加防止を図る消極的優生学の極みと、障害者を「安楽殺」させるとの間には境界線が存在していたはずである。この境界線が簡単に越えられたところに、換言するなら、ナチ政権がこの境界線をいとも簡単に越えることを許したのは、ヒトラーとナチ党の責任も大きいが、それを許すドイツ社会文化が当時すでに存在していたからである。この事実は、こうした社会文化を再び生まないように、着実にその芽をつむことこそだということを、津久井やまゆり園事件は、私たちに突きつけている。

ナチ時代の障害者の「安楽殺」にいたるドイツ史を振り返ると、人間の序列化があり能力による差別があり、脆弱な人々を社会の重荷とする社会思想が顕在化していたことを私たちは知ることができる。障害者の命が尊ばれないとき、それは人々の命も尊ばれないときであり、障害者の命が奪われるとき、それは人々の命が奪われかねないときである。障害者が無価値とされるとき、それは人々が無価値とされるときである。障害者の無価値化を容認する社会は、ナチ時代の「安楽殺」を招致することになると危惧される。

5 消極的優生学と障害者「安楽殺」

津久井やまゆり園事件をテロであると評価する人がいる。テロリズムは「一般市民を巻き込む可能性の大きい無差別の暴力、またはその脅威を通じて恐怖状態をつくり出す行為」（『2016現代用語の基礎知識』、p.224）と定義される。津久井やまゆり園事件は、「一般市民」ではなく、障害者をターゲットとして明確に意識した殺戮であることから、テロと認定するのは間違えであろう。また、津久井やまゆり園事件はヘイトクライムであると評価する人もいる。ヘイトクライムは、「憎しみや憎悪が人種や皮膚の色、エスニックな出自、出身国、宗教、障がい、LGBTなど、被害者にとって、本人の意思では変更不可能か、あるいは変更困難なことに対して行なわれる、偏見や差別感情に根ざした犯罪」（『2016現代用語の基礎知識』、p.67）と説明される。

津久井やまゆり園事件は、加害者・植松聖による障害者に対する一方的な誤った偏見が基礎の存在することは明白であることから「差別犯罪」であることに間違いない。しかしながら、保坂展人は「相模原事件は、戦後最大の犠牲者を生んだ大量殺戮事件としての特異性をもっています。一方で、事件の規模や被害者数にかかわらず、殺戮行為を正当化する『優生思想』が根底にあり、裾野が広いという問題を見落とすことができません」（保坂展人、2016、p.52）と述べている。保坂展人の言うように、津久井やまゆり園での事件は元職員・植松聖により「障害者は生きる価値がない」という一方的な誤った偏見が優生学的言説で説明されている事件なのである。

その意味で、津久井やまゆり園事件はヘイトクライムであり、障害者への「差別犯罪」であるが、単にそれだけではない。生命に等級をつけて劣等な価値を付与された弱者の淘汰を促す思想があり、それは優生学的思想に直結するものである。すなわち、ヘイトクライムでありながら、優生学的説明による犯罪と津久井やまゆり園事件を把握することができる。

木村草太氏（憲法学者）は、「今回の事件から連想すべきは優生学だろう」と述べつつ、優生学が厄介なのは、それが不合理な感情論や狂気がもたらしたものでなく、合理性を突き詰めた発想だという点である」（木村草太、2016、p.57）と論じている。続けて、次のように問う。「『人の命はすべて尊い、いらない命はありません。優生思想は誤っています』と唱えれば、問題は解決するだろうか。おそらく無理だろう。優生思想は『人の命はすべて尊い』という価値観を否定する。『重度の障害者は、人の手を煩わせるばかりで何の生産性もない。コミュニケーションすらできない。そんな人に価値はない』と考える人にとっては何の説得力もないだろう。優生思想を克服するには、『そんな発想は誤りだ』と非難するのではなく、その合理性をさらに突き詰

めたときの結論と向き合うしかない。」（木村草太、２０１６、p.58）

さらに加えて、木村草太氏は、次のように付言する。

「障害者を排除すれば、障害者に充てていた資源を、他の国家的な目標を実現するために使えるだろう。しかし、それを一度許せば、次は、『生産性が低い者』や『自立の気概が弱い者』が排除の対象になる。また、どんな人でも、社会全体と緊張関係のある価値や事情をもっているものだ。タバコを吸う人、政府を批判する人なども、社会の足手まといとみなされるだろう。国家の足手まといだからと、誰か一人でも切り捨てを認めたならば、その切り捨ては際限なく拡大し、あらゆる人の生が危機に晒されてしまう、だから、人の命に価値序列をつけることは許されないのだ」（木村草太、２０１６、p.58）

つまり、木村草太氏は「命の序列化」が、津久井やまゆり園事件の本質とみるのである。筆者にしてみると、「人の命に価値序列をつける」行為は能力主義の帰結でもある。教育を含むあらゆる分野で連綿として続く能力主義は「命の序列化」とつながっているといえる。優生思想言説が障害者の「安楽殺」を招致するのは、能力主義とその帰結である序列主義なのである。

―６―津久井やまゆり園事件と「入所収容」施設

津久井やまゆり事件を問題にする限り、優生思想言説を問題にしなければならないことは明らかである。だが、それだけではすまない。それは、19人殺害26名傷害という多数殺害行為が街の中で起きたのではなく、入所施設内でわずか1時間ほどで行なわれたという事実である。

中尾悦子（神経筋疾患ネットワーク）は「今回一箇所に、たくさんの障害者が集められていたからこそ、大量殺人につながったのは疑いようのない事実です。……地域で重度の重複障害の人たちが楽しくくらすことができていたら、だれも〝障害者だから不幸〟などの決め付けをしなかったかも知れない」（中尾悦子、２０１６、p.80）と記している。また上野千鶴子（社会学者）は「相模原の事件は集団生活を強いる施設の中で起こった。介助の効率化のために導入された集団処遇は、言うもおぞましい殺傷の効率化のためにも有効だった。もし障害者が施設に入所していなかったら、……殺傷の規模はもっと小さかっただろう」（上野千鶴子、２０１６、p.23）と記している。さらに白石清春（あいえるの会）は「一九人もの大量虐殺に発展したのは、入所施設という大勢の障害者が生活している特殊な空間であったからともいえる」（白石清春、２０１６、p.83）。

津久井やまゆり園は、神奈川県の地方コロニーとして１９６４年に誕生した。１９６０年代、知的障害者に対する施策は、国と地方自治体のコロニー政策で進展してきた。国は群馬県高崎市に「のぞみ園」を開設した。地方自治体は自治体内の僻地に土地を探して地方版コロニーを設置した。地方コロニーは各都道府県内から障害者を集めて集団的ケアの場を提供したのである。

津久井やまゆり園もそうした政策の流れのなかで神奈川県により設置された。同園居住者（事件発生時１４９名）は、障害者本人の抱える問題や家族が、家庭で障害者を抱えることの厳しさのために、神奈川県内各地から山梨県境に立地する津久井やまゆり学園に集められ収容されたのである。入所生活者は、平均年数約18年の間、施設での入所生活を送り、入所生活30年以上の人は2割、平均年齢は49歳、最少者19歳、最高年齢者は75歳であった。津久井やまゆり学園創設当時、はっきり言えることは、重度知的障害者を抱えた家庭は、社会の偏見に囲まれ、教育や福祉の恩恵にあずかることもなかった。また公的支援もない中で、子どもを紐で縛りつけ、世間から子どもを隠し、ときには座敷牢に閉じ込めていたのである。そして、津久井やまゆり学園が創設されて、預けられることができて、やっと救いの手がとどいたと保護者たちは思ってことであろう。

こうした津久井やまゆり園の実情と歴史を振り返ると、津久井やまゆり園は、集団的な処遇の場であり、障害者たちは、地域から比較的孤立した生活を送っていたものと考えてよいだろう。もちろん、今日の津久井やまゆり園は、今日においても旧態依然とした「収容施設」であるはずはなく、「更生施設の見直し」と「地域移行」が施策化された2000年前後から、入所者の地域生活へ移行の努力は「津久井やまゆり園」でも積み上げていたはずである。その過程で今回の事件が起きたのであろう。しかし、まぎれもなく、津久井やまゆり園は今日においても「入所収容施設であり、そこで「安楽殺」が起きたのである。また加えて、その「安楽殺」は、そこで働いていた元ケア担当職員であったのである。津久井やまゆり園に収容された重度障害者たちの日常生活上のニーズをケアしていた植松聖が、自らのケアしていた障害者を自らの手で殺害したのである。

ところで、入所施設は多数の障害者が生活する集団処遇の場であり、同様な状態である人たちが集団的にケアを受ける場である。ゴフマン（Goffman,E.）がいう〝全制的施設（total institution）〟である。津久井やまゆり園も、ゴフマンの「全制的施設」であったといってよいかもしれない。ゴフマンは、精神病院や刑務所など外部との社会的交流を欠いた生活空間を「全制的施設」と呼び、その当事者たちの社会的相互作用について、参与観察により分析を行った。そこは、治療や矯正、社会復帰といった理念のもとで、職員と「収容者」との間の関係がはっきりと切断されており、スタッフのみに権力が配分され、多数の「収容者」のニーズが一括処理・管理される場である。

また、そこは、外の世界からの社会的交流のないまま、相当期間、集団的な生活を送る場である。そこでは、生活が丸ごと同一場所で同一権力の下で管理され、権力者である職員が日常生活をコントロールする規則と日課を決め、職員による収容者への監視、無力化のアイデンティティの植え付けが日常的に行われることになる。多少の差異がありながらも、こうした世界が支配するのが入所施設の特徴であるとゴフマンは「全制的施設」という用語で説明したのである（Goffman,E.）。

ゴフマンは、「全制的施設」の特徴を記述するとき、スタッフと「収容者」の社会的相互作用を分析している。その分析は「収容者」が、いかに「全制的施設」で変貌を遂げるかに視点を当てていて、権力者として位置づけられる職員が「収容者」からいかなるイメージを受け取るかなども記述している。「全制的施設」が「収容者」のアイデンティティや外界との接触を少しずつ剥ぎ取る過程が、他方で、職員の心中に新たな観念を刻印するかを説明している。

教育の場では、教師は指導者、子どもは指導を受ける者であり、教師により人格を形成するが、教師の方も、その過程では子どもによって教育者として育てられるのである。「全制的施設」は「収容者」に無力化のアイデンティティを植えつけるとともに、「収容者」のケアにかかわる直接的な介護職員に別の「収容者」観を植え付けているのかもしれない。

話を津久井やまゆり園事件に戻すと、多数の障害者を短時間に「殺戮」するには、多数の障害者が居住する「入所施設」を襲うにこしたことはない。植村聖にとって勝手の知った場所であれば、それは比較的容易な場所であった。植村聖は元職員であったから、ケアの過程で「障害者は人間としてではなく、動物として生活している」という障害者観を抱くにいたったとも考えられる。周囲の人たちに気づかれないまま、コミュニティの中に点在して、周囲の人たちとの交流の中で生活している障害者を「殺戮」することは至極、困難なことであるとともに、コミュニティの中で、家族的な人数で個性豊かな障害者数人のケアに従事していたら、話は違ったかもしれない。津久井やまゆり園を収容施設ではない場所に変えることは可能なのであろうか。

7 「脱施設化」と津久井やまゆり園事件

障害者がコミュニティのなかで分散して、一定の社会的接触の中、少人数で生活していれば、津久井やまゆり園事件のような大量殺戮事件は起きなかったのではないか。こうした考え方をするのは筆者だけではないであろう。この考えは脱施設化のことといってよい。脱施設化は、地域に障害者が生活できる資源を整えて「入所施設」を必要としない状況を作り出すことである。脱施設化は、既存の収容施設を解体したり閉鎖することではなく、コミュニティに資源を集中して、障害者が安心・安全に生活し、共生できる条件を整えて入所施設を必要としない状況を作り出すことである。

この考えを実現するには、多様な立法と施策が必要であるとともに、財源も必要となる。そのため、一朝一夜には可能にならないゆえ、脱施設化は漸進的過程である。それを誤ると、障害者のコミュニティへのダンピングとなってしまう。インクルーシブな社会の構築とか、共生社会の構築という場合も脱施設化の漸進的過程と同じように一歩一歩進むものである。

日本において脱施設化は2000年に始まったといわれる。それは「障害者計画」(2002年内閣府査定)によれば、知的障害者入所施設の整備を「必要なものに限定」して「施設等から地域生活への移行の推進」が掲げられたことを指している。だが、そこには資源の地域への移行は明記されていない。障害者の医療保障、居住保障、所得保障、就労保障、人権保障も特に明記されていない。「障害者計画」は脱施設化とはいえるものでない。

脱施設化は、障害者の人権保障を基礎にして、地域に医療・教育・労働・所得・居住のための諸資源を地域に投入することで、重度者を含む障害者が安心・安全に地域で生活できる体制を作ることであり、とくにコミュニティ居住を開発することである。地域に分散してコミュニティ居住(6人規模)を開発することで、施設で居住している人々がはじめて地域に移行することができる。

ところが、津久井やまゆり園を運営・管理する「かながわ共同会」と「家族会」の要望をうけて、神奈川県は津久井やまゆり園を同一敷地内に立て替える計画であることが報道されている。地域にコミュニティ居住を小規模で建設し分散させるのでなく、同一規模かどうかは不明であるが、入所施設を4年の工期で60~80億円の金銭を投じて再建するということである。こうした再建計画には、障害者を社会に包摂するとの考えを読み取ることはできない。地域コミュニティの中で、どんなに重篤であっても生活できるという条件をつくってこそ、19名の死者を出した津久井やまゆり園事件の死者の御霊に応える途ではないであろうか。

とはいえ、脱施設化は、有薗真代氏の言うように、「新自由主義政策下においては、社会福祉への公的支出を抑制され、福祉は私企業または家族・個人に担うべき領域へ転換させられていく」(有薗真代、p.54)ことを警戒しなければならない。そのため、「現在の日本社会を取り巻く政治経済体制のなかでは、施設という存在を不用意に否定する身振りは、社会福祉予算の削減を正当化する言説に回収されてしまいかねない」(有薗真代、2016、p.53)ことに警戒すべきであろう。

欧米での知的障害者の脱施設化は半世紀以上の年月を経過して、やっと今日を迎えているが未だ完了したとはいえない。その半世紀におよぶ期間は、障害者を市民として人権を主体として認知し、さまざまな差別禁止とバリアを除去する当事者のたたかいの漸進的過程が存在した。私たちは、国連・障害者権利条約を批准し(2014年)、障害者差別解消法を施行(2016年)したばかりである。国連・障害者権利条約第19条は、「この条約の締約国は、全ての障害者が他の者と平等の選択の機会をもって地域社会で生活する平等の権利を有することを認めるものとし、障害者が、この権利を完全に享受し、並びに地域社会に完全に包容され、及び参加することを容易にするための効果的かつ適当な措置をとる」と規定している。

なお、津久井やまゆり園事件から半年が経過した2017年1月26日、神奈川県民センターで事件を考える集会が開かれた。同集会では、事件の背景としての障害者差別や障害者が置かれた環境について意見がかわされ、神奈川県の60～80億円をかけての学園再建計画に意見が集中したと報じられている（朝日新聞、2017・1・27朝刊）。また、横浜市知的障害関連施設協議会が神奈川県の再建計画に反対して「入所施設ありきでなく地域で暮らす選択枝を提供したい」として、グループホームなどの提供などを考えているともいう（毎日新聞、2017・1・24）。

〈引用・参考文献〉

(1)朝日新聞（2016）「共生への挑戦、沈黙する政治」（2016・8・24、総合版、p.4）
(2)朝日新聞（2017）「やまゆり『戻らぬ日常』園建て替え障害者ら300人議論」（2017・1・27、朝刊、p.5）
(3)有薗真代（2016）「施設で生きるということ―施設生活者の戦後史からみえるもの『雑誌「世界」10月号、No.887、pp.49-55
(4)市野川容孝（2000）「ドイツ―優生学はナチズムか？」（米本昌平・松原洋子・勝島次郎・市野川容孝著『優生学と人間社会――生命科学の世紀はどこへ向かうのか』（講談社現代新書所収）pp.51-106
(5)市野井容孝（1996）「ナチズムの安楽死をどう理解すべきか――小俣和一郎氏への批判的コメント」Imago:イマーゴ、7（10）pp.145-159.
(6)上野千鶴子（2016）「障害と高齢の狭間から」『現代思想』Vol.44-19、pp.21-29
(7)Evans, Suzanne E.（2004）Forgotten Crimes: The holocaust and People with Disabilities. Ivan R. Dee, Chicago.
(8)尾上浩二（2016）「相模原障害者虐殺事件を生み出した社会―その根底的な変革を」『現代思想』Vol.44-19、pp.70-77

(9)木畑和子（１９８７）「第三帝国と〈安楽死〉問題――〈安楽死〉のいわゆる〈中止〉まで」東洋英和女学院短期大学研究紀要第26巻、pp.21-37
(10)木畑和子（１９８９）「第二次世界大戦下のドイツにおける『安楽死』問題」（井上茂子・木畑和子・芝健介ら著『ドイツ第三帝国と第二次世界大戦』所収、pp.２４３-２７５）
(11)木村草太（２０１６）「“個人の尊重”を定着させるために」『現代思想』Vol.44-19、56-62
(12)Goffman,E.（1957）On Characteristics of Total Institutions. In Erving Goffman's Asylums（1961）収録
(13)白石清春（２０１６）「相模原市で起きた入所施設での大量虐殺事件に関して」『現代思想』Vol.44-19、pp.82-85
(14)杉田俊介（２０１６）「優生は誰を殺すか」『現代思想』Vol.44-19、pp.１１４-１２５・
(15)中尾悦子（２０１６）「相模原市障害者殺傷事件から見えてくるもの」『現代思想』Vol.44-19、pp.78-81
(16)中西喜久司（２００２）『ナチス・ドイツと聴覚障害者――断種と「安楽死」政策を検証する』文理閣
(17)毎日新聞（２０１６ａ）「相模原殺傷事件　厚生労働省最終報告書」（２０１６・12・９・朝刊、p.８）
(18)毎日新聞（２０１６ｂ）「厚労省主導に限界、措置入院議論に終始、自治体は人手不足」（２０１６・12・９・朝刊、p.26）
(19)毎日新聞（２０１６ｃ）「再発防止には不十分」（２０１６・12・14、朝刊、p.５）
(20)毎日新聞（２０１７）「相模原殺傷　入所者受け入れ表明へ」（２０１７・１・24、朝刊、p.５）
(21)保坂展人（２０１６）『相模原事件とヘイトクライム』岩波ブックレットNo.９５９
(22)読売新聞（２０１６）措置入院『人手足りない』」（２０１６・12・９・朝刊、p.37）

CHAPTER 3

ノーマリゼーション思想・障害者権利条約・津久井やまゆり園の「再生」

―1― 津久井やまゆり園事件とノーマリゼーション

2016年7月26日、神奈川県相模原市の津久井やまゆり園で、19名が殺害され26名が重軽傷を負うという凶悪事件がおきた。この事件の犯人・植村聖は、津久井やまゆり園の元職員であり、そこで経験を積んだ人物である。そして、この事件は、障害者が集団的に居住する施設内で起きた。

津久井やまゆり園は、1964年開園の神奈川県の地方コロニーであり、高度経済成長期に国が群馬県高崎市に「コロニー・のぞみ園」（1971年開設）に開園したが、それに先立ち、各地方自治体で取り組まれた知的障害者の地方コロニーの一つである。当時、へき地に建設された入所施設は、知的障害者を抱える親たちの願いの実現であった。親たちは、親亡き後のわが子を心配して、「治る」見込みのない重度知的障害者を競争社会から離れて、生涯にわたるケアを提供してくれる入所施設を歓迎した。

津久井やまゆり園事件をめぐっては、犯人・植村聖の障害者へのヘイトとその由来ともいえる優生思想との関係、また彼の精神の特異性を問うものなどを含めて、各種の障害者団体や有識者が「声明」や「意見」を表明している。その中には、津久井やまゆり園が入所施設であったがために起きたとする意見もあった。それは、集団処遇の場である入所施設でない地域の居住で生活を送っていたら、このような凶行は起きなかったし、起きても小さかっただろう、というものである。また「なぜ殺されるか」を問う以前に、「なぜ施設にいなければならなかったか」が問われるべきであるとする意見も、また同じ論理であるといえる。

ところで、津久井やまゆり園事件のような凶悪な殺戮事件ではないものの、入所施設では職員による虐待事件が後を絶つことなく続いていることは、知る人ぞ知っている事実である。例えば、2017年4月には、宇都宮市の入所施設で職員2名が、入所者の背中を蹴るなどをして6か月の重傷を負わせる事件が発生している。同事件では傷害罪で有罪判決受けた元女性職員が公判で「暴力はけがをしない程度に」と指示されていたと証言したという。

この種の入所施設はまれであると考えがちであるが、2018（平成30）年2月16日付け読売新聞は、「2016年度の障害者虐待は2520件だった。うち施設職員による虐待は401件と過去最多。その被害者の7割近くが知的障害者だった。日夜働く職員が、意思疎通がうまくいかない知的障害者に手を上げ、それが常態化する――。そんな構図が浮かぶ」（読売新聞、30・2・16）と報道している。「障害者虐待防止法」が2011年に施行されたが、なお、こうした状況なのである。

今日、日本の障害者施設で、この記事の報道するような状況が「常態化」しているとすると、翻ってみるに、日本にノーマリゼーション思想[1]が伝えられて約半世紀にならんとしているのに、その思想は全く活かされなかったと考えざるをえない。ノーマリゼーション思想は、障害者施策が施設ケアの一本であった時代に、その改革を目指す思想として導入されたはずである。だとすると、ノーマリゼーション思想が日本に伝えられて、日本の障害者入所施設はノーマリゼーション思想の指し示す方向に舵をきったのではなかったかという疑問が浮かぶ。ノーマリゼーション思想が盛んに叫ばれ、日本の知的障害者入所施設は変わったのではなかったのか。津久井やまゆり園事件および施設内で起きる虐待事件を考えると、ノーマリゼーション思想は、日本で有効な働きをする思想ではなかったのかと問いただしてみる必要がある。

しかしながら、ノーマリゼーション思想は、今や、インクルージョンにとって代わられた。国連・障害者権利条約が批准され、障害者差別解消法も制定された今日、インクルージョンは、教育分野や福祉分野で、主要な論調になり騒ぎ立てられてはいる。だが、ノーマリゼーション思想の今日的状況をみると、あまり実効性のあるものとして定着しないまま終わりを迎えるのではないかと心配になる。

以下の論考は、こうした思いをもとに、日本におけるノーマリゼーション思想を振り返り、それが入所施設のケアに与えた影響は何であったかをさぐるとともに、国連・障害者権利条約や障害者差別解消法の規定するインクルージョンとノーマリゼーション思想の関係性を問い、さらに神奈川県・津々井やまゆり園の再生計画をいかに評価するかを問い、ノーマリゼーション思想の実効性を確保し、インクルージョンの進展のための示唆を得ようと思う。

2 ノーマリゼーション——北欧型と北米型の違い

日本にノーマリゼーション思想が流入して半世紀が経過した。しかし、ニルジェとウォルフェンスベルガーという二人のノーマリゼーション思想があることは、あまり知られていないように思う。ニルジェのノーマリゼーション思想は北欧型であり、ウォルフェンスベルガーのノーマリゼーション原理は北米型である。多くの福祉家は、理解しやすいということでノーマリゼーション思想というと、それは北欧型ノーマリゼーションであるにも関わらず唯一のノーマリゼーション思想として理解し、他方に、北米型ノーマリゼーションが存在していることを知らない。

ニルジェのノーマリゼーション思想は、入所施設で生活する障害児の親たちが、子どもたちの施設生活を改善することを願って、「毎日、6時半には起きて顔を洗い、7時頃には食事をして定時に学校に行くのはノーマルじゃない？」というような、当時の入所生活のアブノーマルな側面に疑問を提起したのをニルジェがまとめたものである。端的には、入所施設での生活を可能なかぎり通常の人たちに近接したものにするように改善することを求める思想であ

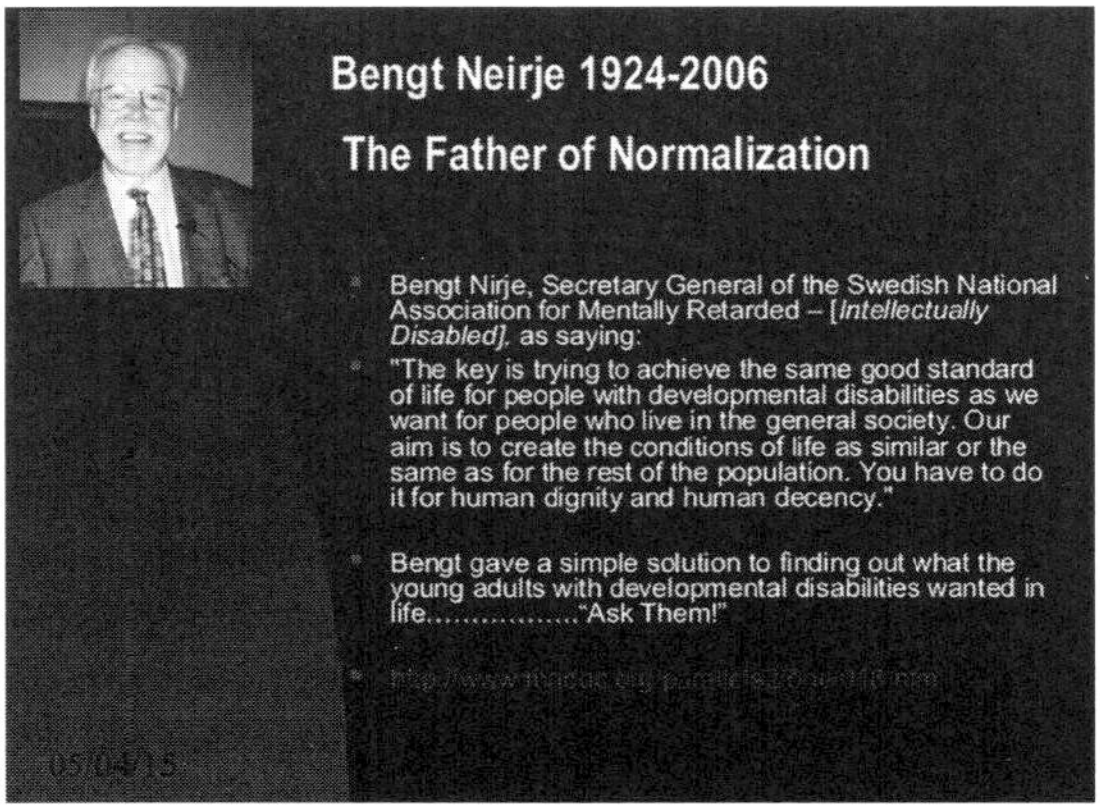

り、具体的には、日課，週予定、年間計画、ライフサイクル、住環境のノーマル化、自己決定の尊重、消費生活への参加、男女共生の8項目の実現を目指す実践思想であった（Nirje, 1985）。そして、それは、通常の人たちと障害者の権利の平等性と人権尊重が背景にあり、それを踏まえつつ生活パターンやリズムなどの生活環境のノーマル化を目指していたといえる。

しかしながら、ニルジェのノーマリゼーション思想は、入所施設で生活する障害児の親たちの願いを昇華させるかたちでまとめあげられていることもあって、入所施設を否定するのでなく、入所施設の生活環境の改善を目指していたといってよい。その点について、杉野昭博は、北欧型ノーマリゼーションがセグリゲーション（分離）を容認する施設福祉であると評している（杉野昭博、1992）。北欧型ノーマリゼーション思想とそこから派出するインテグレーション（統合）が分離の場のノーマル化を力説しながらも、障害者を統合する場を改革する主張に力強さを欠くのは、それが施設福祉論の域を越えられないからであろう。実際、ウォルフェンスベルガーは、北欧を巡検したとき、北欧では「ましな入所施設」づくりが展開していることに驚き、北欧型ノーマリゼーションの正当性に疑問をいだいた。

北欧型ノーマリゼーション思想は、北米にわたり、ウォルフェンスベルガーにより北米型ノーマリゼーションが生まれる（Wolfensberger,1972）。北米型ノーマリゼーションが生まれた頃、米国では、ブラッド（B.Blatt）らによる大規模入所施設の告発が続いていた。ブラッドらは、『煉獄のクリスマス』で動物以下とも思える状況下で生活する障害者を映像により告発したし、大規模入所施設の非人間的処遇状況や使役労働を告発したのである。

また、社会学者・ゴフマン（E.Goffman）の参与観察による『アサイラム（Asylums :Essays on the Social Situation of Mental Patients and other Inmates)』が出版されて、入所者の人格のすべてを制御することを意味する「全制的施設」の特徴が抽出された。ヴェトナム反戦で沸騰する大学キャンパスで若い研究者たちがむさぼり読んでいた。

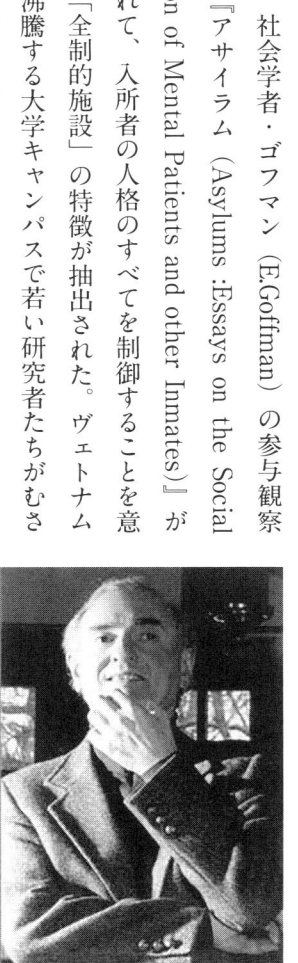

ウォルフェンスベルガー

ゴフマンとともに、広く読まれたのはベッカー（H.S.Becker）の『アウトサイダー』である。ベッカーの逸脱論は、旧来の逸脱論を逆転させるものであり、個人の社会的規範からの偏りは病理ではなく、逸脱は逸脱したと判定する人の目の中にあるとする論である。周囲の人たちが逸脱と知覚するとき逸脱者が生まれると理解されるのである。これはラベリング理論へ進展する。

ウォルフェンスベルガーの北米型ノーマリゼーションは、こうした社会的背景のもとに生み出され、「脱施設化（deinstitutionalization）」運動の思想となった。そして、北米型ノーマリゼーションの基礎には、知的障害者を逸脱者の一種とみるベッカー流の逸脱論があり、知的障害者は世間が価値のないとみる存在であり、世間が知的障害者とラベリングした人であるとウォルフェンスベルガーは主張する。この考え方は北欧型ノーマリゼーションには存在しない。

1984年にウォルフェンスベルガーは、自己の思想・理念の全体を「社会的役割の有価化（ＳＲV:social role valorization）という用語に変えている。当然の帰結である。今日、ＳＲＶは中南米や豪州、フランス、イギリスでノーマリゼーションとして理解されている。SRVに代わることでノーマリゼーションは、「社会の中で価値がない人々（persons at risk of social devaluation）」へ価値を付与する原理・理念・思想に拡大したのである。

またSRVは、北欧型ノーマリゼーションの人間の平等性を内包しながらも、それ以上に分離／排除の放棄を主張し、価値がないとされ社会の周辺に追いやられている人たちが、通常の社会の中で通常の市民の一員になることを求める。そして、それは単なる思想・理念にとどまらないで、価値がないとされる人に対するサポートの質をノーマリゼーション思想／SRVの観点から評価するツールを開発している（清水貞夫、２０１０）。

SRVは、価値のないと見られる人たちの社会的イメージの向上と、そうした人たちが、社会の中で能力を十分に発揮するために、社会システムのそれぞれ（地域社会、学校や職場、家庭、個人など）で環境、人間関係および集団構成、活動・プログラム、言葉・シンボル・イメージを改革することを目指す。

SRVは、北欧型ノーマリゼーションが、何よりも入所施設の革新をめざしたのに対して、価値が低いとみられ社会の周辺に追いやられた人たちの地位の向上を目指すことから、地域福祉や地域内統合の思想といってもよい。しかしながら、SRVが価値の低いとされる人たちのために革新させたいとする事柄は、あまりにも社会心理学的でありすぎる。

北米型ノーマリゼーションは、現実の社会・文化のノーマルを価値論抜きに正義と考える弱点をもつが、それに加えて、SRVは価値が低いとされる人々が、社会の周辺に排除されるには、社会の経済・政治構造が関係していることがあまりにもなおざりにされているように思われる。言い換えると、反社会的排除は個別個人の障害者への眼差し（見方）の問題だけでなく、社会の政治・経済上の構造に根ざす問題であることが無視されているといえる。

ノーマリゼーション思想をわかりやすく北欧型と北米型に二分したが、この二つは精神風土の違いであり、ともに障害者福祉の新地平を開いたことに相違はない。そして、ノーマリゼーション思想は、「ノーマル」という概念が文化限定的あることもあって、文化が異なるとノーマリゼーションもことなるという限定性をもっている。この限定性は融通性でもある。

3 日本におけるノーマリゼーション思想

日本にノーマリゼーション思想が流入したのは1970年代であった。文献によれば、日本精神薄弱者愛護協会の機関誌『愛護』（1974年）に、姉尾正が最初に紹介したとされている。それは、1971年に国連で採択された「知的障害者権利宣言」には、北欧型ノーマリゼーションが盛り込まれていたことから世間に知られるようになったためであろう。例えば、同宣言には「入所施設でのケアが必要であっても、入所施設は可能な限りノーマルな生活に近い環境と状態であるべきである」と北欧型ノーマリゼーションが規定されている。実際、「知的障害者権利宣言」は、ニルジェなどの尽力で実現されたものであった。

しかしながら、日本におけるノーマリゼーション思想の広がりは遅々たるものであった。ノーマリゼーション思想が世人の口にする用語になったのは1981年の「(国連）国際障害者」年頃である。「国際障害者年」のスローガンは「完全参加と平等」であり、その指針はノーマリゼーション思想を反映していたからである。そして、その10年後、『厚生白書』をはじめとする政府文書等に頻繁に、ノーマライゼーションという用語が登場するようになる。そして、1995年には、厚生労働省障害者対策推進本部により「ノーマライゼーション7か年計画」が策定される。同「7か年計画」では、施策の達成目標が初めて数値で示され、グループホーム・福祉ホームの平成14年度達成目標が2万人（平成7年度は5347人）とされた。しかしながら、グループホーム・福祉ホームの目標とともに、入所施設の増設の目標も示されていたのである。

ところで、日本へ流入したノーマリゼーションは、北欧型なのか北米型なのであろうか。私の理解する限りでは、ニルジェ流の入所施設の改善を指向する北欧型ノーマリゼーションのように思われる。それは、政府が脱施設化を主張しないで入所施設の建設を続けるところから、脱施設化（deinstitutionalization）ではなく入所施設の改善であると考えるからである。

しかしながら、それは言い過ぎかもしれない。実際、2002年に策定された「障害者基本計画」（2003~2012）とその「重点施策実施5か年計画（新障害者プラン）」では、「ア　施設等から地域生活への移行の推進」という文言と「入所施設は地域の実情を踏まえて真に必要なものに限定する」という記述がある。「ノーマライゼーション7カ年計画」がノーマライゼーションを唱えながら入所施設整備を掲げていた点から脱皮したかのようである。しかし、「真に必要なものに限定する」という言い方で「抜道」を用意して、障害者の暮らしの場として入所施設を容認し続けている。

日本政府は、ノーマラゼーションの用語を使用して、入所施設を容認する北欧型ノーマリゼーションを唱え、逸脱者の地域生活での統合を主張する北米型ノーマリゼーションを全面的には受け入れてはいないのである。つまり、日本政府は、21世紀の出発時点になっても、入所施設での障害者処遇から完全に脱皮できないで、地域でサポートの下での当たり前の生活保障へと舵を切りかえることができない状況なのである。地域生活への移行は、地域に入所施設を必要とする状況をなくす努力を続けるとともに、地域に障害者を適正に居住等のサポートするシステムを構築することである。

今日におけるノーマリゼーション思想の日本社会の障害者入所施設への浸透状況については、野島博邦（2003）によれば、「ノーマライゼーション原理はさほど浸透していない」と結論づけられている。野島博邦は、三つの先行調査[2]をもとに「ノーマラゼーション原理の浸透を阻害する3代要因」と抽出して、入所施設の「環境と設備」「援助関係」「組織風土」の3つを取り上げている。

そして、「環境と設備」では、主体性と個別性と深くかかわる環境や設備の改善が進まず、予算や工夫に限界があり、施設利用者の自己選択や自己決定などで満足なものになっていないとした。また「援助関係」では、利用者が友人関係や集団生活のつらさ、融通の効かない生活などが指摘されて、「援助関係（援助）が利用者の気持ちやニーズに適切にサポートしたり側面的に援助したりする関係にまで成熟していない」と記述している。

さらに「組織風土」では、職員の80％が「体罰をした経験」があり、職員の44％が「叩いても仕方ない」、4％が「叩いてもかまわない」という調査結果を踏まえて、「多くの職員の主観を支配しているのは社会一般の価値観ではなく施設長や施設組織の社会常識から逸脱した価値観だと推察される」と記している。

次の文章は水野和代の論文からの引用である。

政府は「ノーマライゼーション」の用語を拡大解釈した上で上手く利用し、社会福祉に対する国家責任と財政負担を軽減させ、政策主体側に都合のよいように国民の自助と相互扶助へシフトさせていった。「日本型ノーマライゼーション」は、人権思想に基づいた福祉サービスの改善ではなく、本質的には社会保障費の抑制政策がその背景にあったといえる。……結果として「ノーマライゼーション」の本来の意味や中身が捻じ曲げられ、政策主体にとって都合のよい部分だけを切り取り、自助自立と相互扶助の主張に利用するために、形骸化した用語のみが先行する 形となっていった……（p.71）

水野和代の主張は手厳しい。日本の障害者政策は「日本型ノーマリゼーション」、つまり、北欧型ノーマリゼーションへのパラダイム転換できないまま、財政負担を口実にして国民の自助と相互扶助に依存し、障害者政策の完全な反転もないまま旧来の政策を固持し続けているのである。

野島博邦および水野和代の論文を読むと、北欧型ノーマリゼーションですら日本においては不十分にしか実践されていないのである。そうした状況で、ノーマリゼーション思想での北欧型と北米型は区別されることなく、北米型ノーマリゼーションは、北欧型ノーマリゼーション以上に無視されているのである。

20世紀の後半期に開花した北欧型および北米型ノーマリゼーションではあるが、それらがインクルージョンに取って代わられる21世紀に入っても、日本の障害者福祉は、ノーマリゼーション思想を未だ十分に受け止められずにいるといえる。今や、時代は21世紀に入っているが、ノーマリゼーション思想は、どこに雲隠れしたかは不明であり、十分に根づくことも効果を発揮しないまま、インクルージョンに取って代わられてしまったのである。

—4— ノーマリゼーション思想とインクルージョン

今日、ノーマリゼーション思想はインクルージョンに代わった。ノーマリゼーション思想は今や、日本的にも世界的にもあまり聞かれなくなった（SRVは、ウォルフェンスベルガーの死去後、オーストラリア・北米・フランス・イギリスで多数の支持者を得ている）。それにとって代わって、インクルージョンないしインクルーシブな社会／共生社会の用語がよく聞かれる。インクルージョンは、「包摂」であり、「反排除」と「反差別」である。そして、多様性を「包摂」するのがインクルーシブな社会である。インクルーシブな社会は、「多様性」を「包摂」する社会であり、社会を「反排除」と「反差別」に変革することを内包している。

ところで、インクルージョンやインクルーシブな社会という理念・思想がノーマリゼーション思想に取って代わったのは、ノーマリゼーション思想が古くなり、その有効性がなくなったからではないであろう。北欧型ノーマリゼーションは、障害者を「ノーマル」な人間にすることではなく、障害者を取り囲む環境や社会システムを「ノーマル」にすることであった。また北米型ノーマリゼーション（SRV）も、障害者を包み込む社会の意識と、その社会の意識を作り出す障害者への偏見や差別の克服を目指すものである。

インクルージョンが目指す「包摂」や「反排除」と「反差別」は、直接的には入所施設の課題ではない。「包摂」して「反排除」と「反差別」すべき主体は通常の社会である。その意味で、インクルージョンは、通常の社会に突き付けられた課題である。またインクルーシブ教育は、特別支援の学級や学校の課題であるよりも通常の学級や学校の課題である。インクルージョンは、直接的には、入所施設の課題であるよりも社会の課題である。このように考えると、インクルージョンの実現のために求められるのは、社会をインクルーシブな社会にすることである。またインクルーシブな教育の実現のためには、通常の教育を変革することが求められる。ノーマリゼーション思想はインクルージョンと同じ方向を指向しているといえる。

日本政府は、「我々のことは我々抜きにきめるな！」と主張する障害者たちに見守られて採択された国連・障害者権利条約（２００６）の批准を目指して障害者基本法を改訂した（２０１１）。障害者権利条約は21世紀における最初の国際人権法にもとづく人権条約である。その後、政府は障害者差別解消法（２０１３）を制定した。そして、国連・障害者権利条約（２０１４）を批准した。同条約は、障害者の尊厳と人権を保障し、社会参加と社会的包摂をすすめることを求めている。また障害者のハビリテーションやリハビリテーションの権利など、障害者の必要とするサポートへの権利と合理的配慮の確保と障害差別禁止を締約国に求めている。国連・障害者権利条約は教育ではインクルーシブな教育の保障を規定したが、その実現のために通常の教育の改革が必要である。そして、この条約は、締約国が障害者の一人ひとりを市民として社会に包摂するための多種の条項を順守することを求めている。

だが、ノーマリゼーション思想を想像させるような文言は見当たらない。この条約にノーマリゼーション思想を明らかに示唆するものがないのは、同条約が締約国に要求するのは、障害者が差別なく平等に「包摂」されること、障害児がインクルーシブな教育を受けること、障害者が合理的配慮の下で労働し、適正な生活水準の確保することなどであり、また、障害者を多様性の一つの存在として社会に受け入れることにより、その点で、国連・障害者権利条約はインクルーシブ時代の条約であり、ノーマリゼーション思想の時代の条約ではないと理解されるかもしれない。しかし、国連・障害者権利条約がノーマリゼーション思想を内包していないとは言えない。同条約が、ノーマリゼーション思想の片鱗も想像させないのは、それが国際人権法の系譜に属するからである。20世紀後半期における世界的に展開されたノーマリゼーション運動が、21世紀に向けた果実を内包しているのが国連・障害者権利条約と理解すべきであろう。

国連・障害者権利条約は、国際人権規約の系譜に属し、その系譜から派出し進化したものである。国連・障害者権利条約は、人類史の中で勝ち取られてきた各種の人権の上に、新しい権利をあらたに加えるものではないとされている。その意味で、ノーマリゼーション思想と国連・障害者権利条約は、その出自が異なるだけである。

ニルジェらのノーマリゼーション思想は、ナチへの抵抗運動を経験して誕生している。また、ウォルフェンスベルガーは、北米の研究者たちにナチの安楽殺を早くから想起させて、障害児安楽死（ベイビィ・デュー事件など）の容認に警鐘をならし、中国の一人っ子政策や日本の中絶容認政策に異議申立をしていた。すなわち、ノーマリゼーション思想は、知的障害者を世の中で価値をもった存在にするためにたたかった思想として存在しているのである。このことと国連・障害者権利条約を考えあわせると、ノーマリゼーション思想と国連・障害者権利条約は、立ち位置は異なりながらも源泉は同一であるといる。

実際、北欧型ノーマリゼーションおよび北米型ノーマリゼーションは、ともに障害者に焦点を当てて、社会の中での通常の市民と同等の位置を付与する条件を整えることを主張する点で国連・障害者権利条約と同じである。しかも、北欧型ノーマリゼーションにおいても、権利の平等性が基盤としてなっているし、北米型ノーマリゼーションにおいても、その前提となっている。

他方、国連・障害者権利条約は、権利論に系譜があることから、その実効性は、現状では、政策執行者の裁量や財源および権利主張者の力量に依存し、権利主張者の力量の弱さは、政策執行者により財源を口実にして国連・障害者権利条約を絵にかいた餅になってしまう可能性があるといえる。もちろん、「財政の危機にあたって、障害分野を含めて社会保障や社会福祉の予算削減が声高に言われています。一見もっともらしく聞こえるが、そうではない。削減の前にすべきことは、

GDPに占める社会保障や社会福祉の予算の配分率がまともかどうかはっきりさせることである。障害関連予算でいうと、この予算の分配率はOECD(経済開発協力機構)諸国の中で低位に甘んじています。これを平均ぐらいにもっていくべきです」(藤井克徳、2016、p.24)という発言は、傾聴に値するものである。北欧型ノーマリゼーションおよび北米型ノーマリゼーションは、ともに通常市民の生活に権利性の源泉をみているのに対して、国連・障害者権利条約は各種人権宣言や人権の国際規約で確認された全人類社会の普遍的原則である人間の尊厳と平等性の中に源泉をみている。このように考えると、ノーマリゼーション思想とインクルージョンは同時併存が可能と考えられる。

5 津久井やまゆり園事件と国連・障害者権利条約

2016年7月26日、神奈川県・津久井やまゆり園で重度知的障害児19名が元職員・植村聖により殺害され、26名が重軽傷を被るという事件が起きた。障害者施設での事件として戦後の最悪の事件である。この事件は、21世紀の国連・障害者権利条約の時代から1940年代のナチ時代に我々を引き戻すものである(藤井克徳、2016)。この事件は、「生きるに値しない価値しか持たないもの」の抹殺を遂行したナチ期の優生学の有様を彷彿させる(黒田学ら訳、2017;玉村公二彦ら、2017)。そして、津久井やまゆり園事件後にさまざまな関係者(団体)が「声明」や「意見」を発表した。その多くが、この事件を植村聖の特異性/異常性に還元して議論すべきでないとしたのは当然である。また植村聖のヘイト対象は障害者であり、施設ではないとするとする意見もあった。確かに、障害者の生活する施設がヘイトの対象なら、刃は障害者でなく物理的な施設に向けられたであろう。しかしながら、この事件は入所施設という場で起きた事件であることには変わらない。入所施設という場で起きた事件であり、地域でのグループホーム等で起きた事件ではないことも明記されるべきである。

津久井やまゆり園は、山梨県と神奈川県の境界地に立地し、創立は1964年であり、津久井町は今でこそ相模原市であるが、当時は人口もまばらな土地であった。事件当日、入所者は149名、短期入所者8名であり、その中には6名の県外者も在園していた。入所者の平均在園年数は18年、30年以上の人は2割を数え、平均年齢は49歳であり、「障害支援区分」で最も高い「区分6」が116名であった。こうした津久井やまゆり園の現状は、1960年代に建てられた地方コロニーの今日的現状ということもできよう。

こうした入所施設で起きたのが津久井やまゆり園事件である。もちろん、津久井やまゆり園をことさら古く活気のない場所であると想像して、こうしたことを書いているのではない。津久井やまゆり園をはじめとして、ほとんどの障害者入所施設では、スタッフが厳しい労働条件にめげず利用者のために誠心誠意の努力を注いでいることは事実である。利用者の個別ニーズに対応して、スタッフが多様な活動を用意して、入所者と一緒に毎日を楽しんでいると考えるのが正しい（清水貞夫、2017a）。

しかしながら、津久井やまゆり園事件とかかわった「声明」や「意見」にはDPI（障害者インターナショナル）日本会議による次のような声明もあることを明記しておいてよいであろう。

今回の事件の背景に、とりわけ重度の知的障害者のある人、重複し障害のある人、高齢の障害のある人の地域移行が遅々として進んでいない状況があるのではないか。事件に遭われた施設の管理体制を批判するのではないが、今後のあり方として入所施設ではなく、地域での生活を基本にしてすすめるべきである。国も「施設から地域移行」を掲げて10年余り経つが、今回の事件をきちんと受け止めて抜本的な地域移行政策を出すべきである。施設や病院にだれも取り残されることなく完全な地域移行が可能になる計画と、どんな重度の障害があっても地域で暮らせる重度訪問介護などの地域生活支援を飛躍的に拡充していただきたい（ＤＰＩ日本会議、２０１６・８・２）。

津久井やまゆり園事件の背景に、「地域移行が遅々として進んでいない状況があるのではないか」という問いには、耳を傾けなければならないものがあるように思われる。地域移行は、政府が、防犯体制の強化の下、施設の要塞化を打ち出しているのに対抗策となるであろう。また障害者施設としては、施設改革の改善思想としての北欧型ノーマリゼーション化が不十分であったことを反省するとともに、北米型ノーマリゼーションがいかにしたら実現できるかを問うべきであろう。

加えて、国連・障害者権利条約のインクルージョンが追求されるべきであろう。障害者権利条約第19条は、「(a)障害者が、他の者との平等を基礎として、居住地を選択し、及びどこで誰と生活するかを選択する機会を有すること並びに特定の生活施設で生活する義務を負わないこと」「(b)地域社会における生活及び地域社会への包容を支援し、並びに地域社会からの孤立及び隔離を防止するために必要な在宅サービス、居住サービスその他の地域社会支援サービス(個別の支援を含む)を障害者が利用する機会を有すること」と規定している。障害者の地域生活とそこでの支援サービスへのアクセスを権利として保障した条項である。

こうように思考してくると、津久井やまゆり園事件は、ノーマリゼーション思想への挑戦であり、国連・障害者権利条約への挑戦であったといえる。先に引用したDPI日本会議の「声明」には、次のように書かれている。

２０１４年に批准した国連・障害者権利条約や、それにもとづく改正障害者基本法、障害者差別解消法などに示された〝障害の有無によって分け隔てられることのない共生社会〟を基本とした対応がなされるべきである(DPI日本会議、２０１６・８・２)。

6 津久井やまゆり園の「再生基本計画」

津久井やまゆり園事件後、津久井やまゆり園をいかに「再建」ないし「再生」するかの議論が展開する。そのとき、入所者家族たちは、津久井やまゆり園は子どもたちの長期にわたる生活の場であったことを踏まえて、これまで通りの大規模施設での建て替えの重要性を訴えたという。他方、障害者団体や有識者らは、障害者総合支援法（2005年成立）が、障害者の地域社会での生活の支援を謳っていることを理由に、大規模収容施設は障害者を地域から隔離することになり、時代の逆行以外の何物でもないと反発した。こうした一問着があり、神奈川県障害者施策審議会は、2017年8月に「津久井やまゆり園再生基本構想（案）」を発表する。

同「再生基本構想」では、①津久井やまゆり園利用者一人ひとりの意思決定を支援する、②安心して安全に生活できる場の確保を前提とし、利用者本人の選択の幅を広げ複数の選択肢を用意し、医療的ケアや強度行動障害へのケアなどへの入所支援機能や地域生活を支える拠点機能を充実強化する、③「家庭への復帰を前提としないで利用者の意思に基づく地域生活移行の促進」を図る、を「基本的な考え」として示している。そして、この「基本的な考え」をもとに、津久井やまゆり園施設利用者130名全員が、安心・安全に生活できる居室数を確保しつつ、暮らしの場を分散化と小規模化によって「再生」を図るとした。

分散化では、これまで利用者が生活していた地域、利用者の仮居住先となっている地域、既存の県立障害者支援施設の地域、の三か所に生活の場を確保するとした。また小規模化では、ノーマライゼーションの考え方の下、居住単位の小規模化・個室化が志向されることから11名を一つの居住単位とした居住棟12棟整備するとした。加えて、グループホームやアパートで暮らす地域移行も選択肢に入所者に示して、相談支援専門員らが個別チームをつくって利用者の意思確認を行うという（神奈川県、2017）。

この「再生基本構想」をいかに評価するべきなのであろうか。まずもって、「利用者一人ひとりの意思決定」を尊重し「支援する」とした点は、高く評価していいであろう。障害者権利条約第12条は、障害者の「人として当然認められる権利」の尊重を謳い、当事者のその権利行使にあたって「適切な支援」を締約国に求めている。「再生基本構想」は、障害者権利条約を踏まえて、「適切な支援」の下で、「利用者一人ひとりが意思決定」することで、自らの生活の場を決めることを認めたのである。旧来であれば、知的障害者は「意思決定」を自らなすことができないとされ、代理人として親が「意思決定」をしていたのを否定したのである。これがうまく機能するか否かは、過度でない「適切な支援」が提供されるか否かにかかっている。

次に、「再生基本構想」は分散化といいながら、それは小規模化した入所施設を特定地域に集めることから不徹底であるといえる。分散化は地域の中に障害者の暮らしの場を「目立たない」居住にすることであり、障害者居住棟を別棟にして集中させることとは異なると考える。また小規模化というとき、その規模はファミリィ・サイズであろう。11名は小規模であってもファミリィ・サイズとは言えない。つまるところ、「再生基本構想」は、「今まで通りの生活を保障してほしい」という利用者保護者や「今までの私たちのやってきたことを否定するのか」という津久井やまゆり園職員の声のある中で「ましな入所施設」をめざしつつ地域移行するとしたのであろう。

津久井やまゆり園の「再生基本構想」を読んで筆者が思い出すのは、1980年代、ニューヨーク州で、脱施設化を迫られたロックフェラー知事（共和党）は、古くなった入所施設を解体して、入所施設のキャンパス内およびその周辺に小規模の入所施設に移すことをもって脱施設化としたことである。北米型ノーマリゼーションの実現を説いた活動家たちは、この構想に対して反発して、「ましな施設」は集団的処遇の「施設」であり、グループホームを建設すべきであり、その方が経費的にも安いはずであると主張した。そのニューヨーク州は、21世紀の始まるまでに入所施設を全廃した。

その意味では、筆者はあえて、北米型ノーマリゼーションの思想をもっと前面に出す必要があったと主張する。北米型ノーマリゼーションは、通常の社会の衆人の障害者や逸脱者を見る目を問題にする。それは、通常の社会の目がかわらない限り、「包摂」と「反差別」は進まないと考えるからである。そして、さらに国連・障害者権利条約の理念の実現も望まれるといえる。それは、北米型ノーマリゼーションは、地域社会の中で「逸脱」とみられないで「価値ある存在」になるための方略（「PASS（Program Analysis of Social Service）」や「PASSING（Program Analysis of Social Systems Implementation of Normalization））」）を開発してはいるものの、国連・障害者権利条約が権利論を前面に押し出すことで北米型ノーマリゼーションの権利主張の弱さを補っていると考えるからである。

しかしながら、津久井やまゆり園の「再生」案を否定的にとらえるだけではいけない。当初の神奈川県の提起した「再生」案は、同一敷地での同一規模の施設の「再建」であった。それがくつがえされて上述の「再生」案になったのである。この改変は、ノーマリゼーション思想の勝利であったといえる。こうした勝利をもたらすまでに、ノーマリゼーション思想が世間には浸透したとも言いえる。この勝利を足場にして踏段を上ることができるといえる。特に、知的障害者に関して最も困難な課題である「意思決定を支援」して、暮らしをつくっていく場所を選択させることを重視している点は貴重である。しかしながら、より大事なのは、通常の社会の課題である「包摂」と「反排除」であり「反差別」である。この通常社会へ突きつけられた課題は、強度行動障害を抱えたり、常時的に医療的ケアを必要とする人たちをも「包摂」する社会である。

注

(1) ノーマリゼーションについては英語発音であり、ノーマライゼーションは米国発音であるという説があり、その思想内容も異なるかのように理解する筋もあるが、私の経験を述べてみる。私は、ウォルフェンスベルガーが研究所を構えるシラキュース大学で、彼と机を並べて1年間過ごし、その間、シラキュース発達支援センター（米国最初の州立「白痴」学校）などを拠点に研究に従事しながら、彼の主催するワークショップ等に参加したが、彼の口からからノーマライゼーションという発音を聞いたことがなかった。また全米でのノーマリゼーション運動をリードしたディブワド（G.Dywad）やビクレン（B.Biklen）などとの議論においてもノーマライゼーションという発音を聞いたことがなかった。私がノーマリゼーションという表記をはじめて目にしたのは、厚生省文書だったと記憶している。そのことから、厚生省の役人が浅はかな英語力でノーマライゼーションと訳出したものと理解していた。しかし、政府文書で、ノーマライゼーションが多用されて、すっかりノーマリゼーションの発音を聞かなくなっている。

(2) 三つの先行調査とは、「知的障害者の権利擁護に関する調査研究」（北海道ノーマリゼーション研究センター、1992）、「人権擁護機能のあり方検討報告書」（神奈川県社会福祉協議会・人権のあり方検討会、1997）、「知的障害者更生施設におけるノーマライゼーションに向けた取り組みの現状と課題」（野島博邦、2002）のことである。

〈引用・参考文献〉

(1)神奈川県（２０１７）『津久井やまゆり園再生基本構想（案）』昭和29年８月24日、

(2)黒田学・清水貞夫監訳（２０１７）『障害者の安楽死計画とホロコースト――ナチスの忘れられた犯罪』クリエイツかもがわ

(3)Culham, Abdrew & Nind, Melanie（2003） Deconstructuring normalization : Clearing the way for inclusion. Journal of Intellectual and Developmental Disability. Vol.28 , No.1, pp65-78.

(4)清水貞夫（２０１０）インクルーシブな社会をめざして――ノーマリゼーション・インクルージョン・障害者権利条約』クリエイツかもがわ

(5)清水貞夫（２０１７ａ）「津久井やまゆり園」での悲惨な大量殺人事件を考える――国連障害者権利条約への挑戦『障害児の生活教育研究』No.22、pp.１０４‐１０８

(6)清水貞夫（２０１７ｂ）「米国での脱施設化運動の展開――障害者のコミュニティ居住を実現するために」ACADEMIA、No.１６１、pp.４‐20

(7)杉野昭博（１９９２）「『ノーマラゼーション』の初期概念とその変容」『社会福祉学』33（２）pp.１８７‐２０３

(8)玉村公二彦・清水貞夫（２０１７）「津久井やまゆり事件と優生思想――優生学と障害者の「安楽殺」を考える」『人権と部落問題』９（10）pp.６‐16

(9)ＤＰＩ（障害者インターナショナル）日本会議（２０１６）「相模原市障害者大量殺傷事件に対する意見」２０１６年８月２日http://www.dpi-japan.org

(10)野島博邦（２００３）「知的障害者施設におけるノーマライゼーション原理の浸透状況」『社会と人文』（社会・人文研究会）創刊号 pp.35‐48

(11)Nirje, Bengt（1985）The Basis and Logic of the Normalization Principle. Austorian and New Zealand

Journal of Developmental Disabilities. Vol.11,No.2, 65-68
(12)藤井克徳ら（２０１６）『生きたかった―相模原障害殺傷事件がといかえるもの』大月書店
(13)水野和代（２０１３）「ノーマリゼーション原理に関する一考察――その起源と本質的把握の試み」名古屋市立大学14）大学院人間文化研究科『人間文化研究』第19号、63－77
(14)読売新聞（２０１８）「閉鎖的施設　虐待の温床、知的障害者被害続出」平成30年２月16日付
(15)Wolfensberger, W.（1972）　The principle of normalization in human services. Toronto, NIMR
(16)Wolfensberger, W. and Glen, S.（1973）　PASS: Program Analysis of Social Services. Tronto, NIMR
(17)Wolfensberger, W. and Thomas , S.（1973）　PASSING: Program Analysis of Social Services Implementation of Normalization. Tronto, NIMR

あとがき

津久井やまゆり園事件の被告・植松聖は、障害者の殺戮のもとになった優生思想の誤りを認めていない。自民党議員・杉田水脈は、「生産性」で人間を差別する思想を撤回していない。優生思想の根は深く、今日の社会に浸透している。社会が一挙に「共生社会」になるわけではない。人が支え・支えられる関係の中で生活できる「共生社会」は一歩一歩しか実現に近づかない。こう考えると、植村聖が、障害者殺しの優生思想を簡単に放棄しないのもわからないわけではない。杉田議員が、性的マイノリティを「生産性がない」として主張を誤りと認めないのも止む得ないのかと思ったりする。

しかし、こうした事件／問題を容認していたら、「共生社会」、つまり、国連・障害者権利条約の目指す社会づくりは、一向に進まないままに停滞するだけであろう。こうした思いがあって、私は本書を上梓した。少しでも「おかしい」と思うことに異議を申し立てようと思い、声を上げた。私たちは、もっと、こうした異議申し立てがなされるべきであると思っている。

私は、優生不妊手術問題が新聞で取り上げられるようになって以来、NHKを含むメディアに情報提供の協力してきた。特に、宮城県が厚生労働省調査で強制不妊手術件数において北海道に次いで第2位であると報道されて以来、メディアは第2位の地位を宮城県がいかにして獲得したのかに注目したようである。私は、「愛の10万人（県民）運動」が優生思想を広める働きをしたと考えて、当時の障害者施設の実態などを調べていた。そうしたことから、「愛の10万人（県民）運動」にかかわり生存している人をメディアに紹介した。

メディアは、そうした人たちから証言をとるために接触を試みたが、ごく一部の人を除いて証言を拒んだ。また多くの人が「当時は当たり前だった」という発言をした。障害者の人権と尊厳を無視した強制不妊手術が「当たり前のこと」として通用していたというのである。宮城県では強制不妊手術は9歳の女児にもなされたが、執刀医たちは「法律で規定されていたので止む得なかった」とも発言している。これは、ドイツで、敗戦の軍事法廷に立たされた障害者安楽殺の張本人たちが、「命令された通り執行したまでである」として弁解したのと同じである。

「当たり前だった」とか「法律にしたがったまでのこと」という言い訳は、許されるものであろうか。私たちは、過去から学ばねばならない。過去から学ぶためには、過去の誤りの要因を知らなければならない。それ抜きにして、「当時は当たり前だった」との発言を続けたり、沈黙を貫き通して風のとまるのを待つだけの姿勢はやめるべきであろう。

こうした思いを新たにしている。

なお、私は、ここに収録した論考以外に、玉村公二彦氏（奈良教育大学教授）と共著で、次の論考を発表している。合わせてお読みいただきたく思います。

「津久井やまゆり園事件と優生思想――優生学と障害者「安楽殺」を考える」『人権と部落問題』（部落問題研究所）2017年9月号

「強制優生手術と国家責任」『人権と部落問題』（部落問題研究所）、２０１８年８月号

「旧優生保護法下の優生不妊手術」『人権と部落問題』（部落問題研究所）２０１８年11月号

清水　貞夫

２０１８年９月30日

◎著者プロフィール

清水　貞夫（しみず　さだお）

1940年東京都生まれ。1962年東京大学卒業、学校法人和光学園小・中学校教諭、1971年宮城教育大学に赴任、2004年宮城教育大学名誉教授、2007年民主教育をすすめる宮城の会代表などを歴任。編著書に『障害児のための授業づくり』（全障研出版部・2000年）、『インクルーシブな社会をめざして』（クリエイツかもがわ・2010年）、『キーワードブック特別支援教育の授業づくり』（同・2012）『インクルーシブ教育への提言』（同）、『キーワードブック特別支援教育』（同・2015）『「合理的配慮」とは何か』（同・2016）ほか多数

強制断種・不妊、障害者の「安楽殺」と優生思想
——強制不妊手術国家賠償請求訴訟と津久井やまゆり園事件

2018年11月20日　初版発行

著者　清水貞夫

発行者　　田島英二　taji@creates-k.co.jp
発行所　　株式会社クリエイツかもがわ
〒601-8382　京都市南区吉祥院石原上川原町21
電話 075(661) 5741　FAX 075 (693) 6605
郵便振替　00990-7-150584
ホームページ　http://www.creates-k.co.jp

印刷所——モリモト印刷株式会社

ISBN978-4-86342-245-2 C0036　　Printed in Japan

好評既刊

ヘレンハウス物語　世界で初めてのこどもホスピス

ジャクリーン・ウォースウィック／著　仁志田博司・後藤彰子／監訳

日本にも生まれつつある、難病や障害のあるこどもと家族の「こどもホスピス」「レスパイト施設」開設のバイブル！脳腫瘍で重い障害を残したヘレン、フランシスとの奇跡的な出会いと難病の子どもたちの「ヘレンハウス」設立と運営、その後の感動的な物語。　2400円

a life　18トリソミーの旅也と生きる

藤井蕗／著

「長くは生きられない」難病の子どもたち、家族の生活は？ つらさや苦しみは？ 何に励まされ支えられているのか？子どもと家族を支えるチームは、どのようにできていくのかを知ってもらいたい。病気や障害を抱えたすべての子どもたちや家族が、1日1日、その子らしく生きることができるように。　2000円

スマイル　生まれてきてくれてありがとう

島津智之・中本さおり・認定NPO法人NEXTEP／編著

重い障害があっても親子がおうちで笑顔いっぱいで暮らす「当たり前」の社会をつくりたい。子ども専門の訪問看護ステーション、障害児通所支援事業所を展開するNEXTEPのユニークな取り組み！

1600円

障害の重い子どもの発達診断　基礎と応用

白石正久／著

障害に焦点化して理解されがちな「障害の重い子ども」。発達検査の手技、発達診断の視点の検討を通して、何がどのように見えるのか、何を見落とさず読み取るべきかを議論しよう。　2400円

医療的ケア児者の地域生活を支える「第3号研修」
日本型パーソナル・アシスタンス制度の創設を

NPO法人医療的ケアネット／編

24時間、年齢に関係なく医療的ケアも含めた公的な生活支援、当事者が支援内容と雇用を行うパーソナル・アシスタンス制度の創設を！　1400円

医療的ケア児者の地域生活保障
特定（第3号）研修を全国各地に拡げよう

高木憲司・杉本健郎・NPO法人医療的ケアネット／編著

どんな障害があっても、どこでも、だれでも、安全・安心に地域で快適に生きていくことができる国づくりを！ 研修体制づくりと地域格差にせまる。　1200円

医療的ケア児者の地域生活支援の行方　法制化の検証と課題

NPO法人医療的ケアネット／編著

医療的ケアの原点と制度の理解、超重症児者の地域・在宅支援、学校の医療的ケア、地域での住処ケアホームなど、法制化の検証と課題を明らかにする。　1800円

たんの吸引等の第三号研修（特定の者）テキスト
たんの吸引、経管栄養注入の知識と技術

NPO法人医療的ケアネット／編

研修講師経験豊かな「重症児者支援・医療」第一線の執筆陣。「子どもから大人まで」の画期的な研修テキスト！ 本テキストのみ掲載の「関連コラム」で広く、深く学べる。　2400円

［本体価格表示］

好評既刊

「合理的配慮」とは何か？　通常教育と特別支援教育の課題

清水貞夫・西村修一／著

「合理的配慮」は、特別支援教育のことでなく、通常教育の課題。「合理的配慮」と「サポート」を区別しないのは誤りであり、「基礎的環境整備」が十分にできてこそ、合理的配慮と言える。

2000円

インクルーシブ教育への提言　特別支援教育の革新

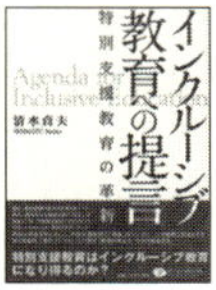

清水貞夫／編著

インクルーシブ教育について、障がい者制度改革推進会議の「意見」、中教審の「特・特委員会報告」は対立している。問題を明らかにし、特別支援教育の「推進」がインクルーシブ教育に至るとする誤りを批判、「真のインクルーシブ教育」実現の考え方、方法を提起。

2000円

インクルーシブな社会をめざして
ノーマリゼーション・インクルージョン・障害者権利条約

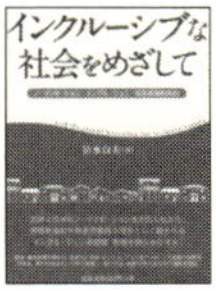

清水貞夫／著

北欧と北米のノーマリゼーションを対比しながら、障害者福祉や障害児教育の理念として語られるインクルージョンの原理・思想を明らかにする。

「国連・障害者差別禁止法」批准後の学ぶ価値ある書。

2200円

読んで、見て、理解が深まる「てんかん」入門シリーズ　公益社団法人日本てんかん協会／編

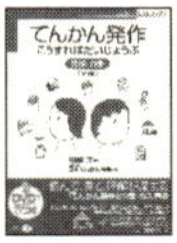

1 てんかん発作 こうすればだいじょうぶ 改訂版　DVD付き

川崎　淳／著　…発作と介助

4刷

てんかんってどんな病気？　発作のときどうすればいい？

てんかんのある人、家族、支援者の“ここが知りたい”にわかりやすく答える入門書。

各発作の特徴や対応のポイントを示し、DVDに発作の実際と介助の方法を収録。

2000円

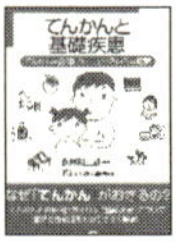

3 てんかんと基礎疾患…てんかんを合併しやすい、いろいろな病気

永井利三郎／監修

2刷

なぜ「てんかん」がおきるの？　てんかんの原因となる病気“基礎疾患”について、
症状と治療法をやさしく解説。初心者にもわかる！
てんかんの原因となる病気の本。
1200円

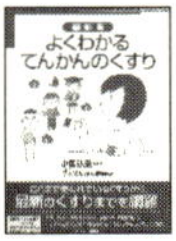

4 最新版 よくわかる てんかんのくすり

小国弘量／監修

2刷

これまで使われているくすりから、最新のくすりまでを網羅。

くすりがどのような作用で発作を抑えるのかをていねいに解説。

一般名（薬剤そのものを表す）と商品名（製薬会社が発売）を一覧に！

1200円

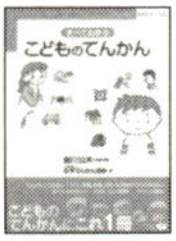

5 すべてわかる こどものてんかん 改訂版

皆川公夫／監修・執筆

2刷

てんかんってなあに？　から、検査、治療、介助、生活するうえでの注意点など、こどものてんかんについて知っておきたいことをわかりやすく解説。1テーマごとに短くすっきりまとまり読みやすい！

1300円

［本体価格表示］

好評既刊

行動障害が穏やかになる「心のケア」　障害の重い人、関わりの難しい人への実践

藤本真二／著

●「心のケア」のノウハウと実践例
感覚過敏や強度のこだわり、感情のコントロール困難など、さまざまな生きづらさをかかえる方たちでも心を支えれば乗り越えて普通の生活ができる―

2000円

よくわかる子どものリハビリテーション

栗原まな／著

●子どものリハビリテーション基礎知識の入門書　リハビリを必要とする子どもの家族、施設や学校関係者などの支える人たちへ、検査方法やどんなスタッフがどのように関わるか、疾患別にみたリハビリテーションなど、基礎的な知識をやさしく解説。
1400円

未来につなぐ療育・介護労働　生活支援と発達保障の視点から

北垣智基・鴻上圭太・藤本文朗／編著

●発達保障の視点を高齢者介護に、障害者の高齢化に新たな支援のあり方を探る！
重症児者療育で積み重ねられてきた発達保障の実践を高齢者介護実践につなげる。支援実践の共通点と具体的な視点や方法、考え方の相互応用の可能性を探る。

2200円

生きることが光になる　重症児者福祉と入所施設の将来を考える

國森康弘・日浦美智江・中村隆一・大塚晃・社会福祉法人 びわこ学園／編著

いのちや存在そのもの、教育、発達保障、人権、地域生活支援・システムの視点から重症児者支援の展望を探る。療育の歴史を振り返り、入所施設・機能の今後の展開から新たな重症児者支援のあり方を考える。

2000円

障害のある子どもの教育目標・教育評価　重症児を中心に

三木裕和・越野和之・障害児教育の教育目標・教育評価研究会／編著

●子どものことを楽しく話したい！　障害児教育分野での教育目標・教育評価のトレンド「客観性」「測定可能性」「成果」を、研究者と実践家が様々な角度から鋭く論考。
2000円

重症児の授業づくり

三木裕和・原田文孝／著

重症児の心がどのような悩みやねがいが満たされているのか、どのような働きかけでその心が動き出すのか―明日からの授業が役立つ「自分・交流」「からだ」「ことば」「せいかつ」「医療的ケア」の実践を紹介。「医療的ケアの学力論」の考え方、実践のあり方をはじめて提起！

2200円

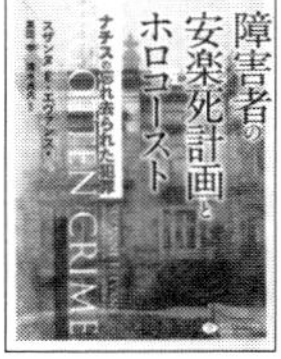

障害者の安楽死計画とホロコースト
ナチスの忘れ去られた犯罪

スザンヌ E・エヴァンス／著　黒田学・清水貞夫／監訳

価値のない命として絶滅の対象としたのは、障害のある子ども、人たちで、ユダヤ人などへの大量虐殺の序章だった。その背後にある優生思想、排外主義への闘いと誰も排除しない社会の構築に挑む。

2200円

［本体価格表示］